전문응급구조사
현 장 지 침 서

전문응급구조사
현 장 지 침 서

# AAOS Paramedic Field Guide

AMERICAN ACADEMY OF ORTHOPAEDIC SURGEONS

Bob Elling, MPA, NREMT-P | Marilynn Jackson, PhD, RN | Lee Jackson, PhD, RN

# 전문응급구조사 현장 지침서

김진우 · 홍성엽 · 양희범 · 김경용 · 박상현 · 김경완
김미숙 · 박재성 · 강광순 · 조병준 · 민경훈 · 김진수
방성환 · 김광석 · 홍은정 · 박세훈 · 최재웅 · 박광희
윤병길 · 고재문 · 박영수 · 장문순 · 신동민 공역

JONES AND BARTLETT PUBLISHERS
Sudbury, Massachusetts
BOSTON TORONTO LONDON SINGAPORE

니드엠케이 NEED MK

Paramedic Field Guide
ISBN-13: 9780763751227

ORIGINAL ENGLISH LANGUAGE EDITION PUBLISHED BY
Jones and Bartlett Publishers, LLC
40 Tall Pine Drive
Sudbury, MA 01776



American Academy of Orthopaedic Surgeons (AAOS), Bob Elling, Marilynn Jackson, Lee Jackson

# 머리말

우리나라의 응급구조사 양성교육은 훌륭하신 교수님들의 노력으로 양적인 면에서나 질적인 면에서 많은 발전을 이루었으며, 응급구조사가 배출되어 응급현장에서 근무한 지도 15년이 넘었습니다.

응급현장에서 활동 중인 응급구조사 및 응급구조과 재학생의 임상실습에서 사용하기 쉽도록 《Paramedic Field Guide》를 번역하여 포켓북으로 제작하게 되었습니다.

현장에서 사용할 수 있는 많은 내용을 포함할 수 있도록 노력하였으며, 누구나 쉽게 찾아보고 이해할 수 있도록 요약 정리한 책입니다.

응급구조과에 재직 중인 한 사람으로서 앞으로 응급구조(학)과의 발전에 도움이 되었으면 하는 바람입니다.

이 책을 번역할 수 있도록 도와주신 홍성엽 교수님, 양희범 교수님에게 감사드리며, 이 책의 출간 과정에서 힘써 주신 니드엠케이이의 사장님에게 감사드립니다.

2013년 2월

역자 대표 김 진 우

# 차례

## 04 약리학



## 05 의학 : 신경 및 행동



## 06 심혈관계

## 07 의학 : 감염, 내분비, 환경 및 알레르기



## 08 의학 : 위장관계, 비뇨생식기, 혈액학적



## 09 산부인과와 신생아 소생술



## 10 소아

SECTION 1

# 평가 ASSESSMENT

CONTENTS

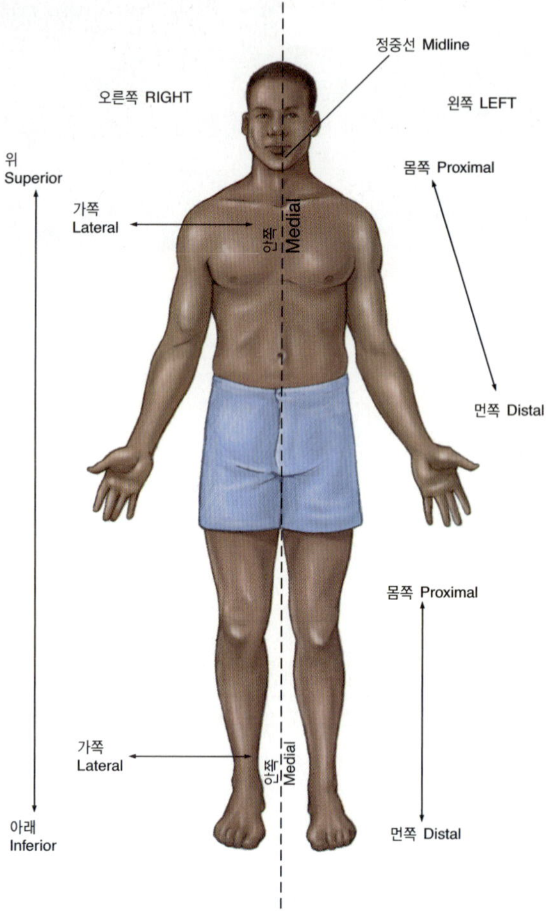


인체의 해부학적 방향과 면

## 인체의 해부학적 면

| 용어 | 정의 |
|---|---|
| 앞 | 몸의 앞쪽 |
| 뒤 | 몸의 뒤쪽 |
| 정중선 | 코와 배꼽을 통하는 선 |
| 빗장중간선 | 빗장뼈의 중앙에서 정중선에 평행 |
| 중간겨드랑선 | 겨드랑의 중앙에서 정중선에 평행 |

## 인체의 방향 용어

| 용어 | 정의 |
|---|---|
| 오른쪽 | 환자의 오른쪽 |
| 왼쪽 | 환자의 왼쪽 |
| 가쪽 | 환자 정중선으로부터 먼 쪽 |
| 안쪽 | 환자 정중선에서 가까운 쪽 |
| 위 | 머리에 가깝게 높은 쪽 |
| 아래 | 머리로부터 먼 쪽 |
| 몸쪽 | 정중선에 가까운 쪽(팔다리에서는 몸통에 가까운 쪽) |
| 먼쪽 | 정중선에서 먼 쪽(팔다리에서는 몸통에서 멀어지는 쪽) |
| 손바닥 | 손의 앞면부 |
| 발바닥 | 발의 아래쪽 |
| 4부위 | 배에서의 설명 용어. 배는 4부위로 나뉘며 모든 부위는 배꼽에서 다 만나게 되고 4부위는 오른윗배부위(RUQ), 오른아랫배부위(RLQ), 왼윗배부위(LUQ), 왼아랫배부위LLQ)라 불린다. |

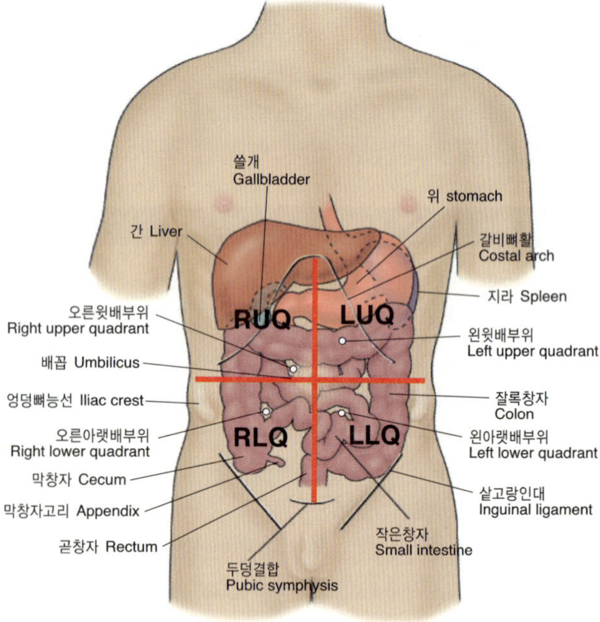


배의 부위(4분할) (Four Abdominal Quadrant)

## 환자평가 약어

### 구성요소

| 약어 | 구성요소 |
|---|---|
| SSU | 현장평가 |
| IA | 초기평가 |
| FHPE-Trauma | 외상환자 집중평가 및 신체검사 |
| FHPE-Medical | 내과환자 집중평가 및 신체검사 |
| RTA | 빠른 외상평가 |
| RMA | 빠른 내과평가 |
| DPE | 정밀신체검사 |
| OA | 이송 중 평가 |

### 현장 평가(SSU)

현장이 당신과 동료에게 안전한지를 결정하는 것

**현장평가**

신체분비물격리
현장안전
손상기전 및 질병의 특성 고려
환자의 수 결정
추가적 지원 고려
목뼈 고정 고려

## 초기평가(IA)

평가, 치료, 이송에서 우선순위를 결정하는 것뿐만 아니라 생명을 위협하는 것의 치료를 결정하기 위한 단계

### 초기평가

일반적 인상 파악
의식 상태 평가
기도평가
호흡평가
순환평가
우선순위 환자를 확인하고 이송 결정

## 외상환자 주 호소에 집중된 병력 평가 및 신체검사(FHPE-Trauma)

손상기전(MOI)이 중요한지 또는 중요하지 않은지에 기초를 두고 가장 적절한 신체검사를 수행하고 정보를 수집하는 단계

### 집중 병력검사와 신체검사

손상기전을 재고려

| 중요한 손상기전 | 중요치 않은 손상기전 |
| --- | --- |
| 빠른 외상 평가 | 주 호소 증상에 집중된 세부적인 외상 평가 |
| 활력징후 | 활력징후 |
| SAMPLE 병력 | SAMPLE 병력 |
| 이송 결정 재평가 | 이송 결정 재평가 |

## 내과 환자 집중된 병력 평가 및 신체검사(FHPE-Medical)

환자의 반응을 기초로 가장 적절한 신체검사와 병력을 수집하는 단계

**집중 병력검사와 신체검사**

| 반응 평가 | |
|---|---|
| 반응 | 무반응 |
| 병력 | 빠른 내과 평가 |
| SAMPLE 병력 | 활력징후 |
| 주 증상에 기초한 집중 내과 평가 | SAMPLE 병력 |
| 활력징후 | 이송 결정을 재평가 |
| 이송 결정을 재평가 | |

## 빠른 외상 평가(RTA)/빠른 내과 평가(RMA)

환자의 주요 신체기관과 부위에 대한 빠른 검사(머리, 목, 가슴, 배, 골반, 등, 엉덩이, 팔, 다리 포함). 신속한 이송을 위한 현장에서 빠른 검사를 필요로 하는 환자에게 시행한다.

## 정밀신체검사(DPE)

의미 있는 손상기전을 가진 외상 환자에게 실시

**정밀신체검사**

정밀신체검사를 시행
활력징후를 재평가

## 이송 중 평가(OA)

구급차에서 시행한 시술을 재평가하고 확인

**이송 중 평가**

초기 평가를 반복 시행
활력징후를 재평가하고 기록
집중적 평가를 반복
중재적 시술을 확인

## 의식 상태(AVPU)

| 설명 | 성인 | 소아 |
|---|---|---|
| A 명료<br>Alert | 환자가 눈을 지속적으로 뜨고 있음<br>환경에 대한 반응이 나타남<br>명령에 따름<br>사람과 사물에 따라 눈을 움직임<br>사람, 장소, 날짜에 대한 인식 | 부모와 외부자극에 적절하게 반응하며 활동적 |
| V 언어에 반응<br>Verbal | 환자가 눈을 지속적으로 뜨고 있지 않음<br>언어적 자극에 눈을 뜸<br>환자는 들었을 때 어떤 의미 있는<br>방식으로든지 반응<br>사람, 장소, 날짜에 인식이 없음 | 부모님이 이름을 불렀을 때만 반응 |
| P 통증에 반응<br>Pain | 질문에는 반응을 하지 않음 귀를 꼬집거나,<br>복장뼈를 문지르거나, 어깨 근육을 꼬집거나<br>하는 고통스러운 자극에 반응<br>신경학적 반응을 보일 수도 있음<br>(겉질제거자세, 대뇌제거자세) | 손톱으로 꼬집는 고통스러운 자극에만 반응 |
| U 무반응<br>Unresponse | 어떤 자극에도 반응하지 않음 | 전혀 반응하지 않음 |

## OPQRST: 주 증상의 정보화

| | 설명 | 표본 질문 |
|---|---|---|
| O | 발병상황<br>Onset | 불편감이 언제 시작되었는지 결정 |
| P | 유발원인<br>Provocation | 고통이나 불편감을 더 악화시키는 것이 무엇인지 물어본다.<br>갑자기 또는 서서히 시작되었는가?<br>변화가 있는가? 어떻게 하면 없어지는가?<br>통증이 지속적인가? |
| Q | 통증의 질<br>Quality | 통증이 어떤 것인지 물어본다. 환자에게 설명하도록 한다. |
| R | 위치/방사<br>Region/Radiation | 어디가 아픈지, 통증이 신체의 다른 부위로 퍼지는지? |
| S | 심각성<br>Severity | 통증의 심각도를 측정하는 데 있어서 환자에게 적절한 통증 측정 평가를 사용한다. 통증이 좋아지는지 나빠지는지를 결정하기 위해 통증 심각도를 재평가하는 데 있어서 똑같은 통증 측정도를 사용한다. |
| T | 시간<br>Time | 통증이 얼마나 오래 지속되었는가? 간헐적인가 또는 지속적인가? |

## SAMPLE 병력

| | 설명 | 표본 질문 |
|---|---|---|
| S | 증상/징후<br>Sign/Symptom | "무엇이 문제인가?" "왜 구급차를 불렀는가?" (환자의 주 증상) |
| A | 알레르기<br>Allergy | "알레르기가 있는가?" (약물, 음식, 라텍스 등)<br>"알레르기가 있는 것을 사용할 때 나타나는 증상은 무엇인가?" |
| M | 약물<br>Medicine | "약물을 복용중인가?" "왜 그 약을 먹는가?" "언제 마지막으로 약을 먹었는가?" (처방인지, 구입했는지, 약초인지 등) |
| P | 과거력(병력)<br>Past illness | "이전에도 이런 일이 있었는가?" "다른 내과적 문제가 있는지 또는 현재 질병력이 있는가?" |
| L | 마지막 식사<br>Last meal | "마지막으로 음식을 섭취한 시간이 언제인가?"<br>"마지막으로 먹은 것이 무엇인가?"(음식, 음료수, 약) |
| E | 질병이나 손상을 일으킨 사건<br>Event environment | 손상: "어떻게 다쳤는가?"<br>질병: "어떻게 이렇게 되었는가?" |

## DCAP-BTLS

**빠른 외상 평가나 빠른 내과 평가, 정밀신체검사를 하는 동안 환자의 연조직을 평가할 때 다음 내용을 확인한다.**

| | 설명 |
|---|---|
| D | 변형(Deformities) |
| C | 타박상(Contusions) |
| A | 찰과상(Abrasions) |
| P | 천자 또는 관통상(Punctures 또는 Penetrations) |
| B | 화상(Burns), 출혈(Bleeding) |
| T | 압통(Tenderness) |
| L | 찢김(열상)(Lacerations) |
| S | 부종(Swelling) |

## 활력징후

### 성인 고혈압 기준 항목

| 항목 | 수축기 혈압 mmHg | | 이완기 혈압 mmHg |
|---|---|---|---|
| 정상 | < 120 | 그리고 | < 80 |
| 고혈압 전단계 | 120–139 | 또는 | 80–89 |
| 고혈압 1기 | 140–159 | 또는 | 90–99 |
| 고혈압 2기 | > 160 | 또는 | > 100 |

## 나이에 따른 활력징후

| | 심박수 (회/분) | 호흡 (회/분) | 혈압 (수축기 mmHg) |
|---|---|---|---|
| 성인 후기 (61세 이상) | 건강상태에 따름 | 건강상태에 따름 | 건강상태에 따름 |
| 성인 중기 (41–60세) | 70–100 | 12–20 | 90–140 |
| 성인 초기 (19–40세) | 70–100 | 12–20 | 90–140 |
| 청소년기 (13–18세) | 60–100 | 12–16 | 90–110 |
| 학령기 (6–12세) | 70–120 | 15–20 | 80–110 |
| 학령기 이전 (3–6세) | 70–100 | 12–20 | 90–140 |
| 소아기 (1–3세) | 90–150 | 20–30 | 80–100 |
| 유아기 (병원에서 퇴원해서 1년까지) | 100–160 | 25–50 | 70–95 |
| 신생아 (태어난 후부터 병원 퇴원까지) | 90–180 | 30–60 | 50–70 |

## 호흡평가

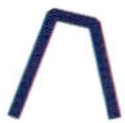

**기관** : 들숨과 날숨 둘 다 크다.

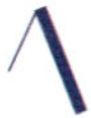

**기관지** : 들숨소리가 날숨소리보다 짧고 둘 다 소리가 크다.

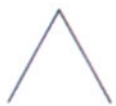

**기관지 허파꽈리** : 들숨과 날숨소리가 비슷하고 중간 강도다.

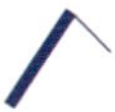

**허파꽈리** : 들숨소리가 날숨소리보다 더 오래 지속되고 둘 다 소리가 약하다.

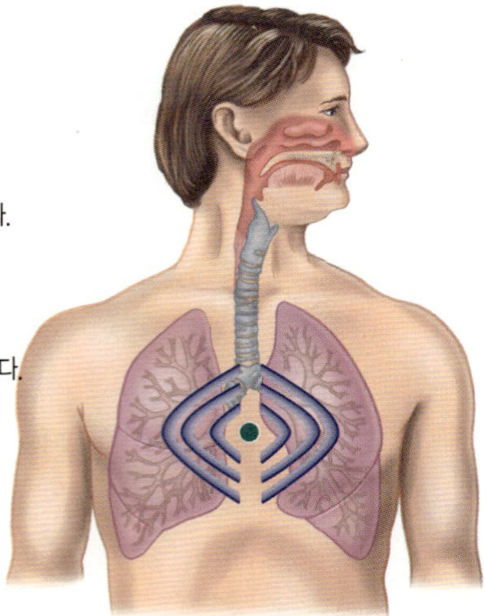

**정상 호흡음** (Normal Breath Sounds)

## 경화의 징후

| 징후 | 검사 |
|---|---|
| 기관지소리 | 환자가 "99"를 반복해서 말할 때, 정상 폐를 통한 소리이다. 경화된 폐를 통해 단어 "99"를 이해할 수 있다. |
| 염소울음소리 | 청진 시 환자가 "이~"라고 말할 때 "아~"라고 들린다. 가슴막 삼출에 있어서 특이하게 들릴 수 있다. |
| 속삭임가슴소리 | 청진시 환자가 속삭이면 그것이 무엇인지 이해할 수 있다. |

## 객담 형태

| 객담 형태 | 원인 |
|---|---|
| 옅은 분홍색 거품 | 울혈성 심장기능상실 |
| 진함(끈적끈적) | 탈수나 항히스타민제 사용 |
| 고름 | 감염의 진행(고름은 죽은 백혈구) |
| 노란색, 녹색, 갈색 | 분해 단계에서 나오는 각종 오래된 분비물 |
| 깨끗하거나 흰색 | 기관지염 |
| 혈액 섞임 | 암, 결핵, 폐부종, 또는 기침으로 인한 외상 |

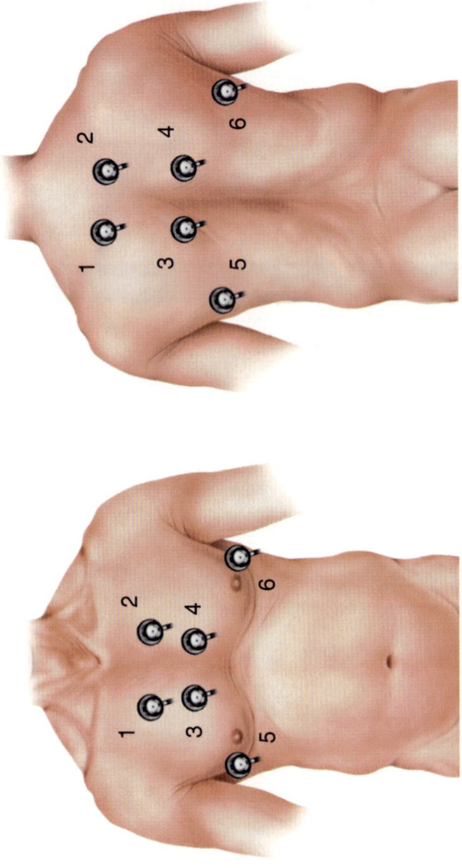


폐의 청진 부위

## 폐 부위에서의 청진

| 행동 | 고려사항 |
|---|---|
| 시진 | 호흡노력, 동일한 움직임과 리듬, 코 벌렁거림, 기관 움직임, 부속 근육의 사용(갈비사이, 배), 가로막 호흡, 복장뼈 퇴축, 변형, 타박, 혈종, 모순운동 |
| 촉진 | 기관 움직임, 염발음 변형, 통증, 압통 |
| 타진 | 탁음(공기가슴증), 공명음, 과도공명음(공기가슴증, 공기증) |
| 청진 | 같은 위치에서 이동해 가며 소리를 듣는다. 폐 꼭대기부터 시작해서 폐의 아래로 이동한다. 폐 구역의 앞과 뒤를 듣는다. |
| 정상 소리 | 허파꽈리－깨끗하고 연속되지 않음 ; 들숨이 날숨보다 크다.<br>기관－ 목 너머로 들린다(갑상샘 부위). 거칠고 높은 음 ; 날숨이 들숨보다 길다.<br>기관지－ 기관 소리와 닮음. 그러나 덜 거칠다; 들숨이 날숨보다 길다. |
| 비정상 호흡음 | 거품소리(수포음)－ 액체, 삼출액, 또는 기관지나 폐에 있는 점액의 진동에 의해서 생성됨<br>건성수포음－ 얇고, 거칠고, 큰 울림; 날숨 시에 기관과 기관지에서 가장 잘 들림; 기침할 때 변형가능하다.<br>쌕쌕거림(천명)－ 날숨 시 보통 들리는 높은 고음이고 협착된 기도 때문에 들숨 시 발생 가능하다.<br>그렁거림(협착음)－ 날숨과 들숨 시에 들리는 거칠고 높은 소리로 청진기 없이도 들릴 수 있다. 기도 저항의 증가와 기도 협착을 나타내며 생명을 위협하는 상황임을 의미한다. |

## 호흡의 질을 결정

| 호흡 | 설명 |
|---|---|
| 정상 | 호흡이 낮거나 깊지 않음<br>평균적인 가슴벽 움직임<br>호흡보조근육의 사용이 없음 |
| 낮음 | 가슴벽 움직임이 작거나 배벽 움직임 |
| 힘듦 | 호흡 노력이 증가됨<br>그르렁거리거나 천명<br>부속근육의 사용<br>헐떡이는 호흡<br>코 벌렁거림, 빗장뼈 위쪽과 갈비사이 퇴축(소아 및 영아) |
| 잡음 | 코골이, 쌕쌕거림, 거품소리를 포함하는 기도에서의 숨소리 증가 |

## 동공평가

### 동공반응

| 모양 | 가능한 원인 |
|---|---|
| 원형/균형 | 정상 상황 |
| 빛에 반응하지 않고 고정 | 억제된 뇌 기능(머리손상/발작) |
| 완전히 이완되고 고정(동공 확대) | 두개내 출혈 |
| 밝은 빛에 확장, 약한 빛에 수축 | 억제된 뇌 기능 |
| 수축됨 | 약물(아편계) |
| 느린 반응 | 억제된 뇌 기능 |
| 크기 불균형 | 억제된 뇌 기능<br>눈에 들어간 약물<br>눈의 손상 상태 |

### PEARRL: 동공반응

| | |
|---|---|
| P | 동공(Pupils) |
| E | 균형(Equal) |
| A | 그리고(And) |
| R | 원형(Round) |
| R | 크기 일정(Regular in size) |
| L | 빛에 반응(react to light) |

### mm로 나타낸 동공

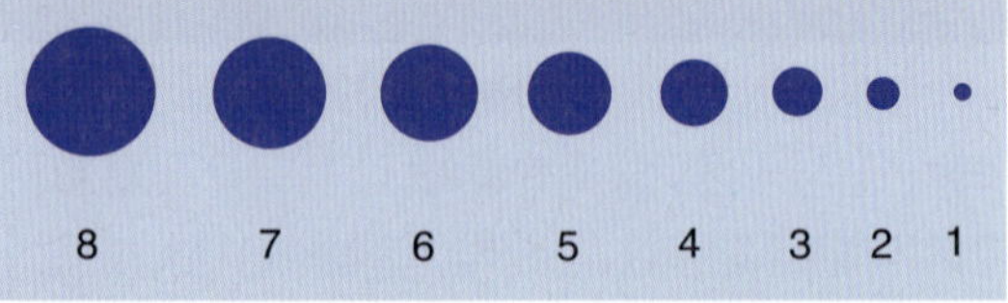


### 글래스고 혼수척도 지수(GCS)

| | 성인 | 소아환자(5세 이하) |
|---|---|---|
| 눈반응<br>Eye opening | 4 자발적<br>3 언어에 반응<br>2 통증 자극에 반응<br>1 무반응 | 4 자발적<br>3 언어에 반응<br>2 통증 자극에 반응<br>1 무반응 |
| 언어반응<br>Verbal response | 5 지남력정상<br>4 지남력 장애<br>3 부적절한 단어<br>2 이해불가<br>1 무반응 | 5 울음, 웃음, 속삭임, 나이에 맞는 단어로 고침<br>4 울음, 나이에 부적절한 단어<br>3 부적절한 외침이나 울음<br>2 그렁거림<br>1 무반응 |
| 운동반응<br>Motor response | 6 자발적<br>5 통증 위치 파악<br>4 통증에서 벗어나려 함<br>3 겉질제거자세(Decorticate)<br>2 대뇌제거자세(Decerebrate)<br>1 무반응 | 6 자발적<br>5 통증 위치 파악<br>4 통증에서 벗어나려 함<br>3 겉질제거자세(Decorticate)<br>2 대뇌제거자세(Decerebrate)<br>1 무반응 |
| 최고 점수 | 15 | 15 |

## 피부평가

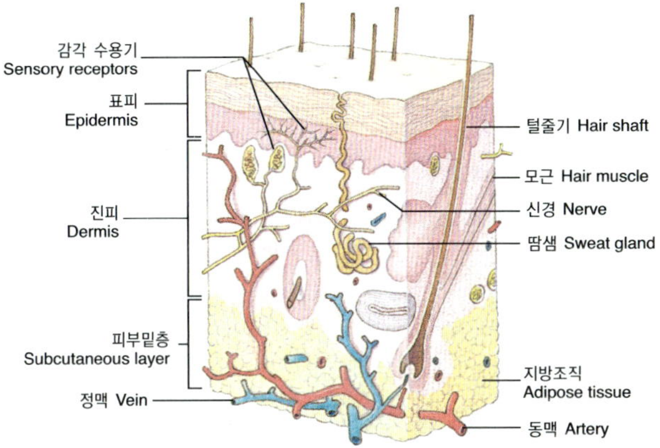


피부의 구조

### 오목부종에 대한 평가

| 수준 | 설명 |
|---|---|
| 1+ | 약한 부종, 보이지 않는 비틀림, 빨리 사라짐 |
| 2+ | 1+보다는 더 깊은 오목, 쉽게 보이지 않는 비틀림, 10–15초 안에 사라짐 |
| 3+ | 오목이 뚜렷하게 깊고 1분 이상 지속. 관련 팔다리는 더 커 보이고 부어 보임 |
| 4+ | 오목이 매우 깊고 2–5분간 지속. 관련 팔다리는 전반적으로 비틀림 |

## 피부평가

| 색 | 가능한 원인 | 온도/습기 | 가능한 원인 |
|---|---|---|---|
| 분홍색 | 정상 색 | 따뜻함 | 정상 상태 |
| 회색/창백<br>얼굴과 팔다리<br>피부 | 저혈량증 | 뜨거운 | 열, 햇빛에 탐, 고열,<br>과도한 운동, 땀 흘림 |
| 회색-청색<br>(청색증) | 불충분한 가스교환<br>저산소증 | 차가움 | 초기 쇼크, 열, 탈진 |
| 홍조 | 높은 혈압<br>일산화탄소 중독<br>의미 있는 열<br>열사병<br>햇볕 그을림<br>알레르기반응 | 차가움 | 심한 쇼크, 저체온증<br>동상 |
| 황달 | 간질환<br>또는 기능이상 | 건조 | 정상 상태 |
| | | 차고, 축축함,<br>또는 습한 | 쇼크 |

## 포괄적 병력과 신체검사

| 구성요소 | 병력 | 신체검사 |
|---|---|---|
| 배경 | 전기 자료(Biographical data)<br>주증상<br>약물/ 알레르기<br>과거병력<br>가족력<br>사회력 | |
| 피부 | 가려움, 목욕 후 변화,<br>로션, 비누 사용 | 가려움, 압통, 손상, 건조, 온도,<br>색깔 |
| 머리/얼굴 | 두통, 어지러움, 기절<br>시력변화<br>귀: 듣기변화, 귀울림<br>코: 코골이, 호흡변화<br>입: 치과 마지막 방문 | 머리: 모양, 모발 특성,<br>머리덮개, 얼굴특징<br>눈: 움직임, 동공반응, 배출, 색<br>귀: 모양, 피부색, 고막, 귀지, 배출<br>코: 코기도의 개방, 배출<br>입: 점액, 치아, 잇몸, 구강타박 |
| 목 | 통증, 뻣뻣함<br>증상을 악화시키는 활동 | 행동반경(ROM), 림프절,<br>갑상선, 목동맥 맥박<br>비대, 작은 결절 |
| 신경학적 | 지적활동 변화, 인지, 수면<br>양상, 간질 | 정신상태: 명료<br>지각이상 |
| 심혈관 | 두근거림, 가슴통증, 팔다리<br>차가움 | 심음, 맥박, 부종. 손 · 발톱의<br>청색증, 손 · 발가락의 곤봉형 |
| 호흡 | 기침, 흐느낌, 객혈 | 가슴 앞, 뒤의 호흡 노력,<br>대칭성,<br>폐음에서 천명음, 건성수포음,<br>협착음 |

(계속)

포괄적 병력과 신체검사, 계속

| 구성요소 | 병력 | 신체검사 |
|---|---|---|
| 위장관 | 식습관, 소화 이상, 대변변화, 복통 | 복부피부상태, 팽만, 흉터, 비만, 탈장, 치핵, 덩어리 만져짐, 압통, 경축. 둔탁음, 공명음, 탁음, 장음 청진(15-20초마다 정상) |
| 비뇨 | 야뇨, 배뇨통, 급뇨, 배뇨지연 | 위생, 피부상태, 병변, 치핵 |
| 생식기 | 발기부전(남성)<br>월경 병력(여성) | 병변, 분비물, 냄새 |
| 근골격계 | ROM의 제한, 보행변화 | 관절부종, 오른쪽/왼쪽 일치성, 근력, 변형재, DVT, 먼쪽(말단) 맥박 |

## 암의 7가지 위험 징후

| | 설명 |
|---|---|
| C | 배변 습관의 변화 |
| A | 치료되지 않는 목구멍(인후) 상처 |
| U | 특이한 출혈이나 분비물 |
| T | 유방이나 다른 곳의 비후나 종괴 |
| I | 소화불량이나 삼킴곤란 |
| O | 사마귀나 모반의 명백한 변화 |
| N | 잔기침이나 쉰 목소리 |

## BMI(체질량지수)

$$BMI = \frac{\text{체중(kg)}}{\text{키(m)}^2}$$

$$BMI = \frac{\text{체중(lb)} \times 704.5}{\text{키(in)}^2}$$

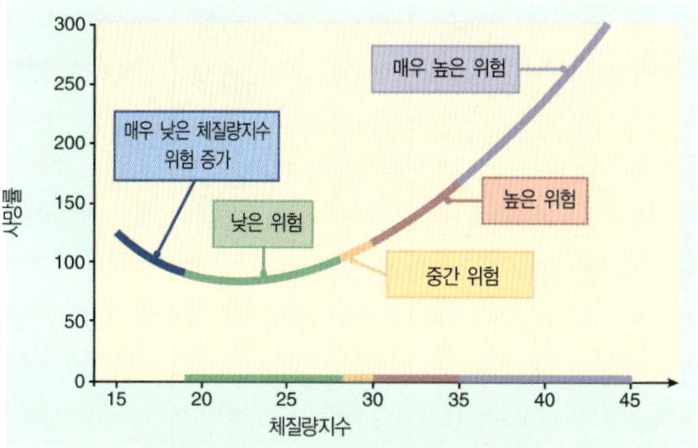


**체질량지수와 사망률** (BMI and Mortality)

## BSA(체표면적)

$\sqrt{키(cm) \times 체중(kg)/3,600}$

$\sqrt{키(in) \times 체중(lb)/3,131}$

### 수치 환산

| 키 | | | 체중 | | 온도 | |
|---|---|---|---|---|---|---|
| ft | in | cm | lb | kg | F | C |
| 4′8″ | 56 | 142 | 90 | 40.9 | 212 | 100 (끓는점) |
| 4′9″ | 57 | 145 | 100 | 45.5 | 108 | 42.2 |
| 5′0″ | 58 | 147 | 110 | 50.0 | 107 | 41.6 |
| 5′1″ | 59 | 150 | 120 | 54.5 | 106 | 41.1 |
| 5′2″ | 60 | 152 | 130 | 59.1 | 105 | 40.6 |
| 5′3″ | 61 | 155 | 140 | 63.6 | 104 | 40.0 |
| 5′4″ | 62 | 157 | 150 | 68.2 | 103 | 39.4 |
| 5′5″ | 63 | 160 | 160 | 72.7 | 102 | 38.9 |
| 5′6″ | 64 | 163 | 170 | 77.3 | 101 | 38.3 |
| 5′7″ | 65 | 165 | 180 | 81.8 | 100 | 37.8 |
| 5′8″ | 66 | 168 | 190 | 86.4 | 99 | 37.2 |
| 5′9″ | 67 | 170 | 200 | 90.9 | 98.6 | 37.0 |
| 6′0″ | 68 | 173 | 210 | 95.5 | 98 | 36.7 |
| 6′1″ | 69 | 175 | 225 | 102.3 | 97 | 36.1 |
| 6′2″ | 70 | 178 | 250 | 113.6 | 96 | 35.6 |
| 6′3″ | 71 | 180 | 275 | 125.0 | 95 | 35.0 |

| 수치 환산, 계속 | | | | | | |
|---|---|---|---|---|---|---|
| 키 | | | 체중 | | 온도 | |
| ft | in | cm | lb | kg | F | C |
| 6'4" | 72 | 183 | 300 | 136.4 | 94 | 34.4 |
| 6'5" | 73 | 185 | 1 | 0.45 | 93 | 34.0 |
| 6'6" | 74 | 188 | 2 | 0.9 | 92 | 33.3 |
| 6'7" | 75 | 191 | 2.2 | 1 | 91 | 32.8 |
| 6'8" | 76 | 193 | 5 | 2.3 | 90 | 32.1 |
| 6'9" | 77 | 196 | 10 | 4.5 | 32 | 0 (어는점) |
| | | | 20 | 9.1 | | |
| | | | 30 | 13.6 | | |
| | | | 40 | 18.2 | | |
| | | | 50 | 22.7 | | |
| | | | 60 | 27.3 | | |
| | | | 70 | 31.8 | | |
| | | | 80 | 36.4 | | |

## 공식

lb = kg × 2.2

kg = lb × 0.45

F = (C × 1.8) + 32

C = (F − 32) × 5/9

inches = cm × 0.394

c = inches × 2.54

## 측정 단위

| 액체 | 고체 |
|---|---|
| 15gtt = 1mL | 1mg = 1,000μg |
| 1tsp = 5mL | 1g = 1,000mg |
| 1Tbsp = 15mL | 1gr = 60mg |
| 1oz = 30mL | 1kg = 2.2lb |
| 1cup(8oz) = 240mL | 물 1L = 1kg |
| 1quart(32oz) = 946mL | 1oz = 28g |

## 낙상 위험 평가

다음 항목을 가진 환자는 낙상의 위험이 증가한다.

- 초조/섬망 : 감염, 독성/대사성 심폐 변화, 중추신경계 이상
- 약물(용량/시간) : 향정신약, 심장혈관계 약물(특히 디곡신), 항응고제(손상의 위험 증가), 항콜린성, 장 검사 준비를 위한 약물
- 기립성저혈압, 자율신경 장애
- 화장실을 자주감
- 운동 장애
- 시야 장애, 보조 기구/신발의 부적절한 사용
- 낙상의 과거력(심장혈관계/어지러움. 평형이상) : 비 특이적인 움직임을 감지하는 데 균형을 잃음, 안뜰/현기증, 근골격계 약화, 여러 요인이 복합적
- 향정신성약물, 디곡신, 항부정맥제, 항이뇨제
- 항히스타민제/벤조다이아제핀 : 복용을 하지 않으면 낙상 위험이 적어짐
- 항우울제 : 삼환성은 SSRI보다 위험이 높지만, SSRI도 페니토인과 같은 높은 위험을 가진다. 낮은 양의 아미트립틸린은 보행에 영향을 준다.
- 심장 약/고혈압 약 : 기립성(수축기가 3분 동안 20mm 이상 떨어질 때)이며 증상이 있다면.

- 항응고제 : 경막밑혈종은 드물다. 불안정한 보행이나 균형, 알코올이나 출혈을 증가시키거나 작용시키는 다른 약물과 병행해서 사용, 또는 규제나 실험의 추후 재검에 맞지 않을 때만 피해라.
- 야뇨증을 치료하는 약물들

## 사망 추정 징후

다음의 한 가지나 그 이상이 반드시 있어야만 한다.

- 고통스러운 자극에 반응이 없음
- 호흡음, 맥박, 혈압이 없음
- 깊은 힘줄반사나 각막반사 없음
- 눈의 움직임 없음
- 2개 이상의 심전도 리드에서 무수축
- 부패
- 극단적 시반
- 명백한 치명적 손상(예 목절단)

## 통증

### 통증정도 Wong-Baker 표정

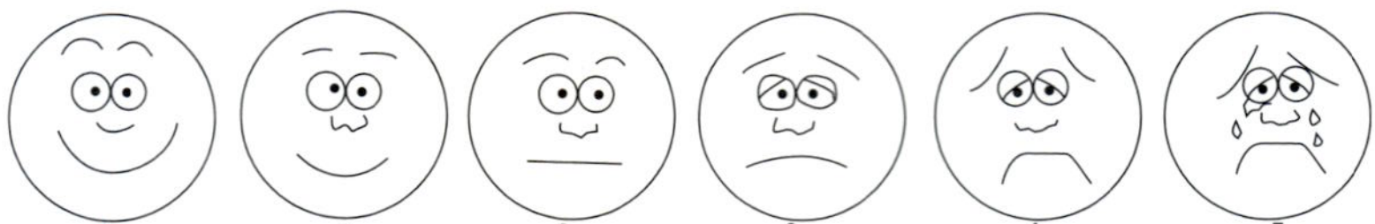

| | 0 | 1 | 2 | 3 | 4 | 5 |
|---|---|---|---|---|---|---|
| | 아프지 않음 | 조금 아픔 | 조금 더 아픔 | 조금 더 많이 아픔 | 아주 많이 아픔 | 가장 아픔 |
| | NO HURT | HURTS LITTLE BIT | HURTS LITTLE MORE | HURTS EVEN MORE | HURTS WHOLE LOT | HURTS WORST |
| 변환 코드 | 0 | 2 | 4 | 6 | 8 | 10 |

<출처> Hockenberry MJ, Wilson D, Wikelstein ML : *Wong's Essential of pediatric Nursing*, ed. 7, St.Louis, 2005, p. 1259. Used with permission. Copyright, Mosby.

## 주요 통증 정의

| 용어 | 정의 |
|---|---|
| 통증치료 | 임상적, 기초 과학의 전신적 연구와 통증 및 고통 감소를 위한 적용이다. 치료, 도구, 기술, 원칙들에 도달하기 위한 학문 간의 전체적 접근이다. |
| 급성통증 | 당신의 몸에 이상이 있다는 것을 알리는 불편감이나 신호(경고적인 통증)이다.<br>급성통증은 보통 근본적인 문제가 치료됨에 따라 감소된다. |
| 만성통증 | 지속적인 통증이며 근본적인 원인은 없어지거나 치료될 수 없다. 오랜 기간 치료되지 않은 내과적 상태나 질병과 연관이 있을 수 있다. |
| 중독 | 유전적, 정신사회적, 환경적 요인들이 질병의 진행과 양상에 영향을 끼치는 일차적, 만성적, 신경-생물학적 질병이다. 다음의 한 가지 이상의 행동으로 설명된다. 약물사용을 조절하지 못하고 충동적 사용을 해서 피해를 받음에도 불구하고 지속적 사용을 희망한다. |
| 신체적 의존성 | 약물로 나타나는 적응 단계로 갑작스런 중단, 빠른 용량의 감소, 혈중 약물 농도의 감소, 길항제의 작용에 의해 야기될 수 있는 특별한 금단 증후군이다. |
| 내성 | 약물에 대한 노출이 시간에 걸쳐 약물의 효과를 감소시키는 결과를 보이는 변화를 야기시키는 적응 단계이다. |

(계속)

주요 통증 정의, 계속

| 용어 | 정의 |
| --- | --- |
| 가성중독 | 통증이 치료되지 않았을 때 발생할 수도 있는 환자의 행동을 나타내는 용어이다.<br>통증 감소가 없는 환자는 약물을 얻는 데 집중하게 될 수도 있다. 부적절하게 약물을 원하게 될 수도 있다. |
| 가성내성 | 내성 때문이 아니라 질병의 진행, 새로운 질병, 신체활동의 증가, 순응도의 부족, 약물의 변화, 약물 상호작용, 중독, 비정상적 행동 때문에 용량을 증가시키기 위한 필요. |

## 연관통증

| 관련기관 | 연관통증 부위 |
|---|---|
| 심장(Heart) | 목, 왼쪽 턱, 왼쪽 팔, 위쪽 등 |
| 폐(Lungs) | 왼쪽 어깨 |
| 가로막(Diaphragm) | 왼쪽 어깨 |
| 간(Liver) | 오른쪽 어깨, 우측 |
| 지라(Spleen) | 왼쪽 허리 통증 |
| 위(Stomach) | 명치 부위, 등의 중간 |
| 콩팥(Kidney) | 왼쪽 또는 오른쪽 옆구리 통증, 허벅지 |
| 이자(Pancreas) | 왼쪽 갈비아래부위, 왼윗배부위 |
| 쓸개(Gallbladder) | 배꼽부위 |
| 난소(Ovaries) | 왼쪽과 오른쪽 샅고랑 |
| 막창자(Appendix) | 오른쪽 샅고랑, 오른윗배부위 |
| 요관(Ureters) | 왼쪽과 오른쪽 샅고랑 |
| 방광(Bladder) | 두덩뼈 위, 뒤 볼기근/허벅지 |

# 노인 평가

## GEMS 다이아몬드

### G–노인 환자

- 비전형적 존재
- 존경을 요함
- 나이에 따른 정상 변화를 경험

### E–환경적 평가

- 환자가 생활하는 집의 외관 상태를 확인 : 집의 외형이 수리가 필요한지? 집이 안전한가?
- 존재할 수 있는 위험 상태를 확인(부실한 전기배선, 썩은 바닥, 환기가 안 되는 가스히터, 깨진 창문 유리, 적절한 출구를 막는 방해물)
- 연기 감지기가 있고 작동하는지?

(계속)

GEMS 다이아몬드, 계속

- 집안이 너무 덥거나 추운가?
- 집안에서 소변 냄새가 나는가? 침대에 소변이 젖어 있는가?
- 집에 먹을 음식이 있는가? 적절하며 상하지 않았는가?
- 술병이 있는가? 그렇다면 비어 있는가?
- 환자가 장애가 있다면, 적절한 보조 장치가 있는가(휠체어나 보행기)?
- 환자가 전화를 사용할 수 있는가?
- 약물이 사용 기간이 지났거나 표시가 없는가? 또는 많은 의사들로부터 똑같은 처방전을 받았는가?
- 다른 사람이 같이 살고 있다면, 환자가 그 집에 한 부분을 확보하고 있는가?
- 환자가 요양원에 있다면, 환자의 필요에 맞게 치료가 적절하게 이뤄지는가?

## M-내과적 평가

- 나이가 많은 환자는 다양한 내과적 문제를 가지고 있는 경향이 있으며, 평가를 내리기가 더 복잡하다. 이것은 모든 외상과 내과적 경우에서 숙지하고 있어야 한다. 외상 환자는 문제를 발생 시킬 수 있는 근본적인 내과적 상황들이 있을 수 있다.
- 병력을 얻는 것은 주 증상에 관계없이 나이 많은 환자들에게 있어서 중요하다.
- 초기 평가
- 지속 평가

## S-사회적 평가

- 일상생활의 활동 평가(먹는 것, 입는 것, 씻는 것, 화장실 가는가)
- 환자에게 공급되고 있는 활동들이 있는가? 있다면 누가 하는가?
- 음식, 약, 물 또는 다른 필요한 것들을 얻는 데 지연이 있는가? 환자가 이것에 대해서 불평할 수도 있거나 환경이 이것을 말해줄 수도 있다.
- 기관에 있다면, 환자가 혼자서 먹을 수 있는가? 그렇지 않다면, 음식이 식판에 그대로 있는가? 환자가 소변을 본 후 소변 위에 장시간 누워 있는가?
- 환자가 사회적 연계가 있는가? 환자가 다른 사람들과 매일 같이 소통할 수 있는 방식이 있는가?

## 노인 학대 평가

| 노인 학대/태만 형태 | 신체적 표시 | 행동적 표시 |
|---|---|---|
| 신체적 학대 | 멍, 멍든 눈, 맞은 흔적, 열상, 끈으로 맨 흔적<br>골절, 치료 단계에 있어서 치료되지 않은 손상<br>삠, 어긋남, 내부 손상, 설명할 수 없는 화상 | 노인 행동의 변화<br>관리자가 방문자 혼자서 노인을 보지 못하게 할 때<br>맞거나, 차이거나, 잘못 취급 받은 것에 대한 노인의 보고 |
| 성적학대 | 가슴이나 성기 주변 멍<br>설명할 수 없는 성기 감염 및 성기나 항문 출혈<br>찢어지거나, 삠, 또는 피가 묻은 속옷 | 성적 학대당했다는 노인의 보고 |
| 감정적 또는 정신적 학대 | 감정적으로 불안정할 때<br>극도로 대화가 안 되고 대답이 없을 시 | 특이한 행동은 보통 치매를 나타냄(빨기. 물기, 흔들림)<br>언어적, 감정적으로 잘못된 취급을 받았다는 노인의 보고 |
| 태만 | 탈수, 영양실조, 치료받지 않은 궤양, 불량한 개인위생<br>치료받지 못한 건강문제<br>위험한 생활환경 | 행동의 변화<br>정신상태의 변화<br>우울증 |

(계속)

노인 학대 평가, 계속

| 노인 학대/태만 형태 | 신체적 표시 | 행동적 표시 |
| --- | --- | --- |
| 자기 태만 | 탈수, 영양실조, 치료받지 않은 궤양, 불량한 개인위생<br>치료받지 못한 건강문제<br>위험한 생활환경<br>전반적으로 부적절한 집이나 집 없음 | |

SECTION 2

# 기도와 호흡 AIRWAY AND RESPIRATORY

CONTENTS

## 해부학적 구조

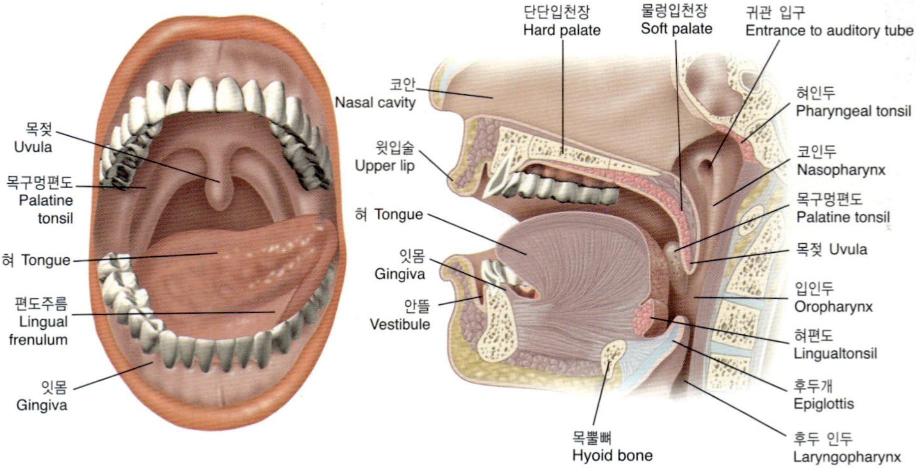


**입안** (Oral Cavity)

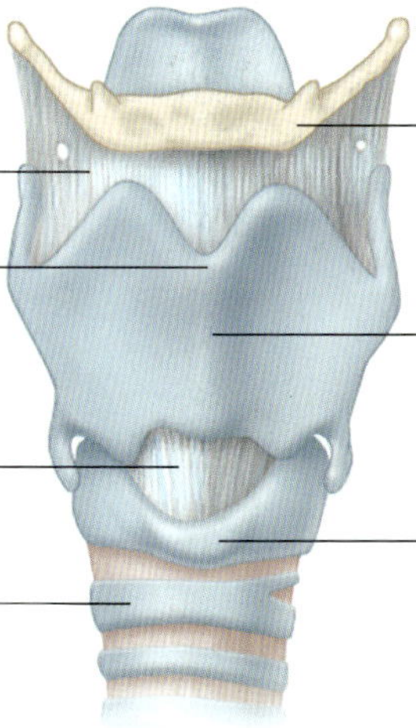


**후두** (Larynx)

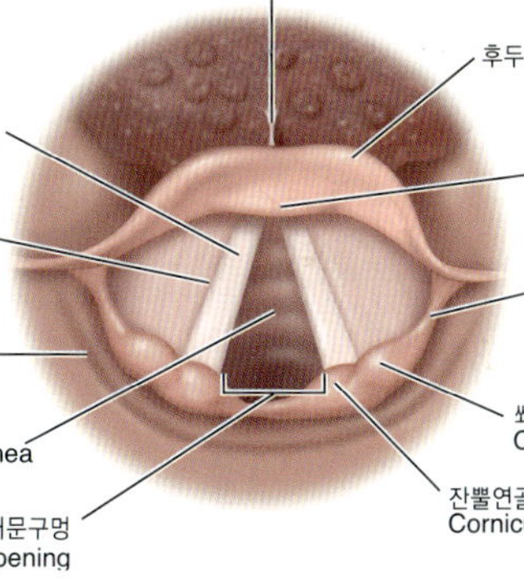


**성대문** (Glottis)

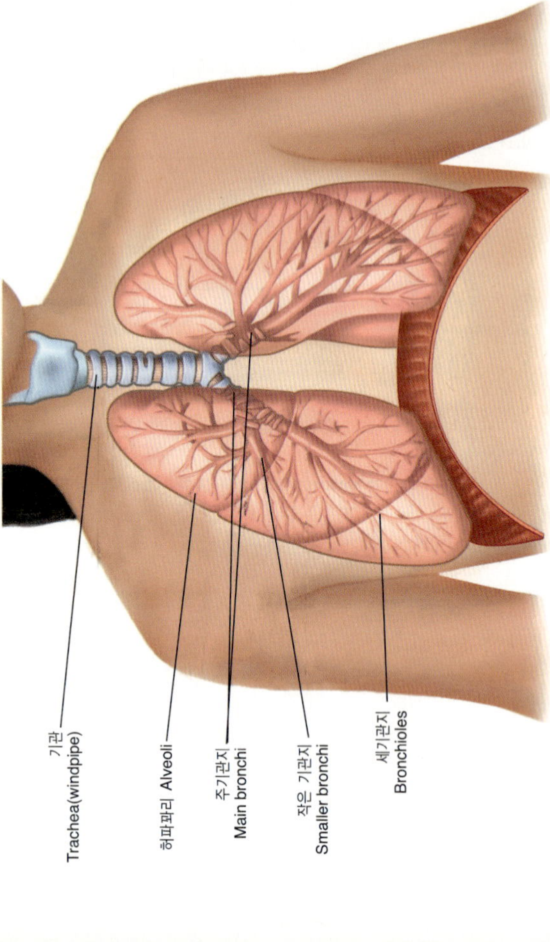
기관 Trachea(windpipe)
허파꽈리 Alveoli
주기관지 Main bronchi
작은 기관지 Smaller bronchi
세기관지 Bronchioles

기관과 하부기도

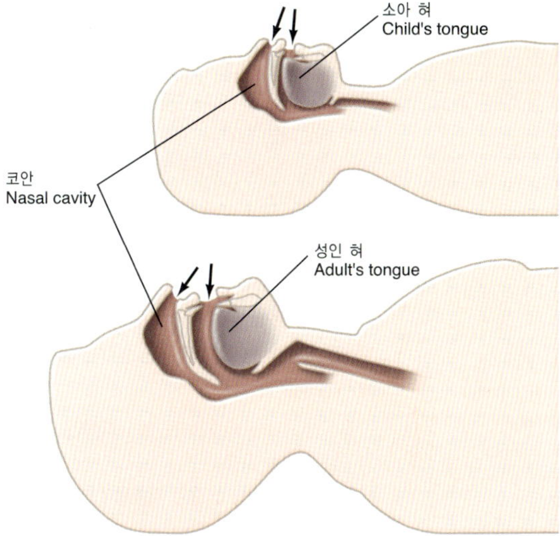


소아와 성인의 상기도 비교

## 부적절한 호흡의 징후

- 느리거나(<12회/분) 빠른( >20회/분) 호흡
- 얕은 호흡(1회 호흡량 감소)
- 비정상적인 호흡음
- 변화된 정신 상태
- 청색증(파랗거나 보라색 피부; 혈중의 낮은 산소량을 나타냄)

## 호흡 형태

| 형태 | 내용 |
|---|---|
| 반사호흡, 헐떡임 임종호흡<br>Agonal gasps | 불규칙적인 헐떡거림이 간헐적으로 나타남.<br>보통 사망하는 환자의 벗어난 신경학적 충동을 나타냄. 고통스런 헐떡거림은 맥박없는 환자에게 있어서 특이한 것은 아님 |
| 지속성 흡입<br>Apneustic | 뇌에 있는 호흡조절중추가 손상되었을 경우 지속성 흡입중추가 길어진 흡입을 하고(물고기 호흡) 이런 징후는 심각한 뇌손상을 나타낸다. |
| 실조성 호흡<br>Ataxic | 완전한 불규칙한 호흡. 이것은 심각한 뇌손상이나 뇌줄기 탈출을 나타냄 |
| 비오씨 호흡<br>Biot respirations | 간헐적인 무호흡을 보이는 불규칙적인 형태, 비율, 깊이를 가지는 호흡<br>심각한 뇌손상이나 뇌줄기 탈출을 나타냄 |
| 느린 호흡 Bradypnea | 평소보다 다른, 느린 호흡 |
| 중추 신경적 과다호흡<br>Central neurogenic hyperventilation | 빠른 과다호흡. 증가된 뇌내 압력이나 직접적인 뇌손상에 의한 빠르고 깊은 호흡. 이산화탄소를 낮추고 pH를 높이게 되어 호흡성 알칼리증을 유발 |
| 체인스토크스 호흡<br>Cheyne-Stokes respirations | 각 주기 사이에 무호흡이 있는 점점 증가되고 감소되는 호흡. 전체적으로 악화되거나 뇌의 외상이 있는 환자에서가 아니라면 위험하다고 생각되지 않음 |
| 기침 Cough | 닫힌 성문에 거슬리는 무리한 호흡 |
| 정상호흡 Eupnea | 정상 호흡 |

**호흡 형태, 계속**

| 형태 | 내용 |
|---|---|
| 딸꾹질<br>Hiccup | 특징적인 소리를 가진 짧은 호기를 야기 시키는 가로막의 연축 수축, 때로는 심근경색, 궤양, 또는 기관내 삽입으로부터 발생하는 가로막 불편감(가로막 신경)의 경우에 보이기도 한다. |
| 과다호흡<br>Hyperpnea | 특이적인 깊은 호흡. 다양한 신경학적 또는 화학적 이상으로 보인다. 어떤 약물을 많이 복용한 환자들에서 이런 형태의 호흡을 자극시키기도 한다.<br>호흡비율에는 반영되지 않으며 단지 호흡의 깊이에만 반영된다. |
| 호흡저하 Hypopnea | 특이하게 약한 호흡 |
| 쿠스마울 호흡<br>Kussmaul respirations | 중추신경성 신경학적 과호흡과 같은 형태이지만, 대사성 산증에 대한 신체의 반응에 의해 야기된다. 신체는 폐를 통해서 혈액의 아세톤을 제거하려고 한다. 쿠스마울 호흡은 당뇨성 케톤산증을 가진 환자에서 보이고 호흡시 아세톤 냄새가 동반된다. 입과 입술은 보통 갈라지고 마른다. |
| 한숨<br>Sighing | 주기적으로 매우 깊은 호흡을 한다(보통 부피의 두 배 정도). 한숨은 매일같이 닫히는 허파꽈리를 열리도록 한다. |
| 빠른 호흡<br>Tachypnea | 보통 빠른 호흡. 이 단어는 호흡의 깊이는 나타내지 않거나, 환자가 과호흡을 하고 있다는 것을 의미하지 않는다(너무 빠르고 깊게 호흡해서 이산화탄소를 낮춤). 사실, 매우 빠르게 호흡하는 환자들은 종종 적은 공기양을 이동시키고 저호흡을 한다. |
| 하품 Yawning | 하품은 한숨 쉬는 같은 방식으로 이득이 되는 것처럼 보인다. |

## ■ 공기의 구성

| | |
|---|---|
| 질소 | 78.08% |
| 산소 | 20.95% |
| 아르곤 | 0.93% |
| 이산화탄소 | 0.03% |

**정상 호기말 이산화탄소 분압 측정**
Normal capnogram

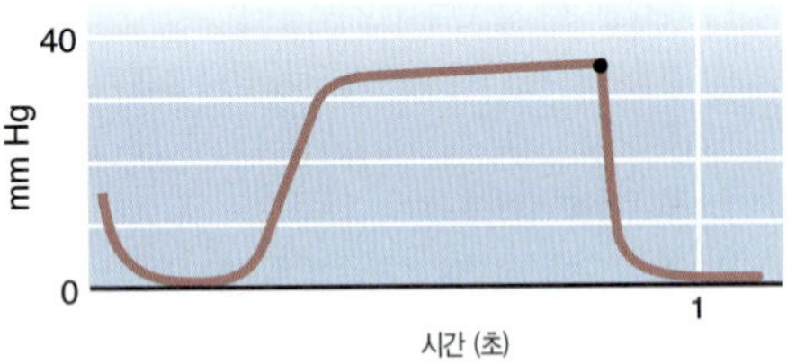


**기관지연축을 가진 환자의 호기말 이산화탄소 분압 측정**

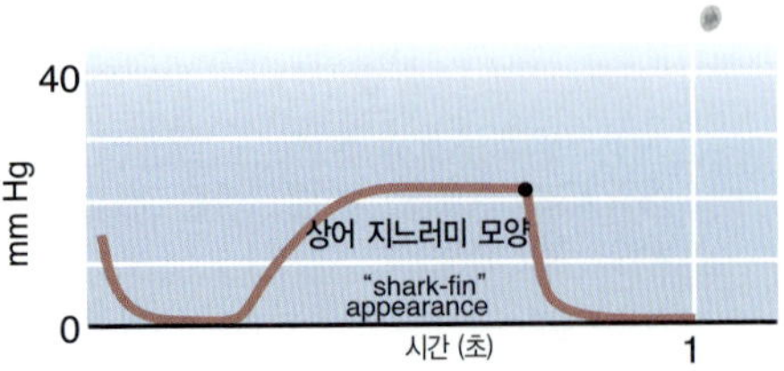


**그래프형 호기말 이산화탄소 분압 측정**

## 혈액가스와 산-염기 균형

| 분류 | 정상치 | 설명 |
|---|---|---|
| pH | 7.35-7.45 | <7.35 = 산증<br>>7.45 = 알칼리증 |
| $PaO_2$ | 75-100mmHg | 실내공기에서 |
| $PaCO_2$ | 35-45mmHg | >50mmHg는 허파꽈리 저호흡을 나타냄<br>>35mmHg는 허파꽈리 과호흡을 나타냄 |
| $SaO_2$ | 94-100% | 혈색소의 포화도가 기능적으로 동맥에 포함된 산소에 충분함 |
| $HCO_3$ | 22-26mEq/L | 중탄산염—정상 pH 수치를 유지하는데 콩팥 기능의 대사성 지표 |
| $CO_2$ | 19-24mEq/L | 혈액에 이산화탄소가 녹아 있음. |
| 초과염기 | −2에서 2mEq/L | 초과된 염기는 산증을 나타낸다.<br>낮은 염기는 알칼리증을 나타낸다. |

폐와 콩팥은 신체의 산 · 염기 상태를 조절한다. 감소된 $Co_2$나 증가된 $HCO_3$은 알칼리증이라고 불리는 상태를 만들고, 감소된 $HCO_3$은 산증 상태를 만든다.

<출처> Adapted from http://www.nlm.nih.gov/medlineplus/ency.

## 호흡성 산증 vs. 호흡성 알칼리증

| 호흡성 산증 | 호흡성 알칼리증 |
|---|---|
| **원인:** 혈청 $CO_2$를 증가시키는 폐 상태의 결과<br>**공통적 폐질환:** COPD, 심각한 천식, 기도 폐쇄<br>**다른 상태:** 비만, 저환기 증후군, 가로막이나 가슴벽 근육의 과도한 피로, 가슴벽이나 척추의 심각한 변형 | **원인:** 혈청 $CO_2$를 증가시키는 폐나 대사성 상태의 결과. 대부분의 원인은 혈청 산소를 감소시키는 질병이나 고도에 따른 2차적인 과호흡이다. |
| **증상:**<br>짧은 호흡<br>피로감/무기력<br>만성 기침<br>쌕쌕거림(천식음)<br>혼돈<br>저혈압<br>쇼크 | **증상:**<br>혼돈<br>근육단일수축<br>손 떨림<br>지속된 근육연축(강직)<br>오심, 구토<br>얼굴이나 팔다리에서 무감각이나 저림<br>어지럼증<br>부정맥<br>전해질 불균형 |

**호흡성 산증 vs. 호흡성 알칼리증, 계속**

| 호흡성 산증 | 호흡성 알칼리증 |
| --- | --- |
| **병원에서 검사 시:**<br>진단적 가슴 x-ray이나 CT검사<br>폐 기능검사<br>동맥혈가스분석 | **병원에서 검사 시 :**<br>동맥혈가스분석<br>소변검사<br>소변 pH<br>전해질 |
| **치료**: 원인질환에 목표를 두며 다음 것들을 포함시킬 수도 있다.<br>금연<br>기관지 확장제<br>산증이 심각할 경우 기계적 환기 | **치료**: 과호흡을 감소시키기 위한 측정<br>산소를 투여할 수도 있음<br>근본적인 대사성 불균형을 치료 |

<출처> Adapted from http://www.nlm.nih.gov/medlineplus/ency.

### 산-염기 불균형에 대한 생리학적 반응

| | 공통된 원인 | 형태 | pH | $PCO_2$ | $HCO_3$ | 보상기전 |
|---|---|---|---|---|---|---|
| **호흡성 산증** | 질식이나 호흡 저하 | 보상 없음 | 감소 | 증가 | 증가 또는 정상 | $HCO_3$은 보존되고 $H^+$이온은 콩팥에서 pH를 증가시키기 위해 제거된다. |
| | CNS 저하 | 보상됨 | 약간 감소 또는 정상 | 증가 | 증가 | |
| **호흡성 알칼리증** | 과호흡이나 불안 | 보상 없음 | 증가 | 감소 | 감소 또는 정상 | $HCO_3$은 제거되고 $H^+$는 pH를 감소시키기 위해 콩팥에 의해 보존된다. |
| | 폐색전증 | 보상됨 | 약간 감소 또는 정상 | 감소 | 감소 | |

| | | | | | | |
|---|---|---|---|---|---|---|
| **대사성 산증** | 설사 또는 콩팥 기능상실 | 보상 없음 | 감소 | 감소 | 감소 또는 정상 | 호흡률이 초과된 $CO_2$를 내보내기 위해 증가되고 pH를 증가시키기 위해 $HCO_3$을 보존시킨다. |
| **대사성 알칼리증** | 살리실산염 과다복용 | 보상 | 약간 감소 또는 정상 | 감소 | 감소 | |
| | 고칼슘혈증 | 보상 없음 | 증가 | 증가 | 증가 또는 정상 | 호흡률은 $CO_2$를 갖기 위해 감소되고 신장은 pH를 낮추기 위해 $H^+$를 갖고 $HCO_3$을 내보낸다. |
| | 제산제 과다복용 | 보상 | 약간 감소 또는 정상 | 증가 | 증가 | 증가<br>감소 또는 정상 |

## 산소

### 보충적 산소 투여가 필요한 상황

- 호흡곤란
- 어떤 원인으로부터든 절충하는 호흡
- 순환적 절충
- 쇼크
- 의식수준 감소
- $SaO_2$ < 96%
- 세포 손상에 의한 저산소/허혈성 기전

**산소 공급 장치**

| 형태 | 설명 | $O_2$ 유속 |
|---|---|---|
| 코 삽입관<br>Nasal cannula | 환자의 윗입술에 놓고 끝이 콧구멍으로 향하게 함 | 1-6 L/min |
| 단순산소마스크<br>Simple oxygen mask | 단순 마스크가 원추 모양의 보관함으로 가스를 이동시키고 이것이 환자의 입과 코에 적합하다. | 5-10 L/min(일반적으로 사용되지 않음). 유속은 5L/min보다 적어서는 안 되며, 더 낮은 유속은 마스크에 $Co_2$를 쌓이게 할 수 있다. |
| 벤트리마스크<br>Venturi mask | $FiO_2$를 보통 24-40%로 맞추기 위해서 선택하여 제공한다. | 유속은 4-8L/min, 24-40% $FiO_2$를 공급한다. |
| 재호흡 마스크<br>Reservoir masks | 두 가지 형태:<br>**재호흡이 없는 마스크**는 저장낭과 마스크 사이에 밸브를 가지고 있다. 이 밸브는 마스크의 옆에 있어서 호기 가스의 재호흡과 공기 누출을 감소시키고, 이것은 $FiO_2$ 공급을 90-100%까지 증가시킨다. | |

<출처> Adapted from http://www.umdnj.edu/rspthweb/equipment_room/ats_o2modalities.htm.

## 산소통: 유속 시간

### 공식

$$\frac{(\text{현재의 압력} - \text{안전잔류량}) \times \text{상수}}{\text{유속 (L/min)}} = \text{사용 가능한 시간}$$

### 산소통 상수

| | |
|---|---|
| D=0.16 | G=2.41 |
| E=0.28 | H=3.14 |
| M=1.56 | K=3.14 |

### 계산

D형 통의 사용시간을 계산한다. 이 통은 2,000psi의 압력과 유속 15L/min로 공급한다.

$$\frac{(2{,}000-200) \times 0.16}{15} = \frac{288}{15\text{L/min}} = 19.2(19)\ \text{min}$$

참고 : 압력의 단위. 1평방 인치당의 파운드(중량)

## 천식

**기도 부종**
Corticosteroids로 치료

**점액배출 증가**
물과 거담제로 치료

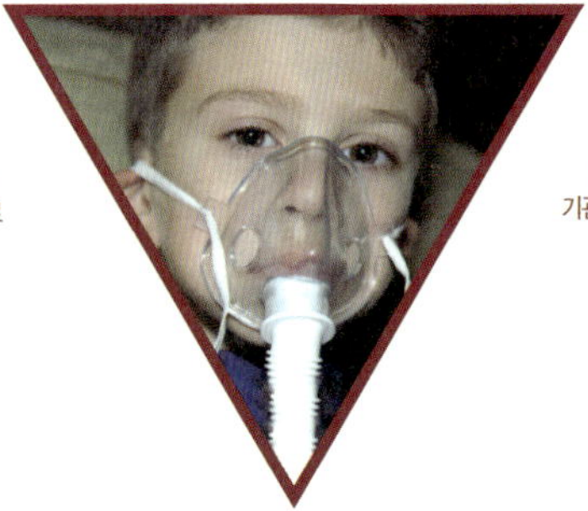

**기관지연축**
기관지이완제로 치료

천식 3요소

### 잠재적으로 치명적인 천식

- 호흡부전이나 호흡정지 때문에 예방적 기관 삽입
- 호흡성 산증
- 경구 코르티코스테로이드를 사용함에도 불구하고 2회 이상 병원 입원
- 2회 이상의 공기 가슴증

## 성인 환기율

- 맥박이 있고 무호흡 : 10~12 회/분
  - 완전한 기도개방과 상관없이
    (예) ET튜브 , 후두마스크, 콤비튜브, 후두튜브)
- 맥박이 있고 무호흡 : 8~10회/분
  - 완전한 기도개방이 확보된 후

## 기본생명 유지술

### 구조자가 2인 경우 CPR 요약

1. 반응을 확인한다(호흡상태).
2. 반응이 없으면 응급의료체계에 도움을 요청하고 AED를 가져오라고 한다.
3. 5초 이상 10초 이내 목동맥을 확인한다.
4. 맥박이 없으면 30회 가슴압박과 2회 호흡(30 : 2)을 5주기 반복 시행한다.
5. 머리 기울임-턱 올리기를 시행해 기도를 개방한다.
6. 5주기(약 2분) 이후 AED 도착 후 VF/VT가 있으면 1회 제세동을 실시한다.
7. 환자의 심장이 뛰지 않는다면 즉시 CPR을 계속 실시한다.

## 기관내삽관

| 적응증 | 장점 | 합병증 | 금기증 | 단점 |
|---|---|---|---|---|
| 의식 저하<br>역류의 위험<br>감소되거나<br>소실된 구역<br>반사<br>호흡부전<br>호흡정지나<br>심장정지 | 환자의 기도<br>개방을 확실히<br>역류나 흡인의<br>위험을 감소시킨다.<br>환기개선<br>산소나 약물<br>투여 경로 | 삽입하는 동안 저산소증<br>부정맥<br>기관 외상<br>성대문연축<br>압력손상<br>기관지삽관<br>식도내삽관 | 응급상황에서는<br>없음 | 상기도 기능의 우회로 |

## 기관내삽관

1. BSI를 시행한다(장갑, 마스크, 보호안경).
2. 저장낭이 달린 백-밸브마스크에 100% 산소를 연결하여 환자에게 2-3분간 환기시킨다.
3. 장비를 준비하고 확인하여 조립한다.
4. 환자의 머리를 냄새 맡는 자세(sniff position)로 취한다.
5. 왼손으로 후두경을 잡고 후두경 날을 환자의 입 오른쪽으로 삽입하여 왼쪽으로 혀를 밀어낸다.
6. 손목을 구부리지 말고 후두경 손잡이의 축을 따라 위로 성대가 보일 때까지 들어 올린다.
7. 기관내삽관 튜브를 입의 오른쪽으로 넣고 튜브 입구를 성대 사이에서 보이게 한다.
8. 후두경을 환자의 입에서 제거한다.
9. 기관내삽관 튜브를 꼭 잡고 탐침을 제거한다.
10. 기관내삽관 튜브의 커프에 5-10mL의 공기를 주입하고 주사기를 제거한다.
11. 백-밸브마스크와 기관내삽관 튜브 사이에 호기말 이산화탄소 측정기(ETCO$_2$)를 연결한다.
12. 백-밸브마스크를 연결하고 환기시키면서 명치부위, 폐의 정상부 및 바닥에서 청진을 한다.
13. 기관내삽관 튜브를 고정한다.
14. 환자의 입에 교합저지기를 삽입한다.

## 맹목적 코 기관 삽입

1. BSI를 시행한다(장갑, 마스크, 보호안경).
2. 저장낭이 달린 백-밸브마스크에 100% 산소를 연결하여 환기를 보조한다.
3. 장비를 준비한다.
4. 환자의 머리와 목이 중립이 되도록 유지한다.
5. 기관내삽관 튜브를 둥글게 구부려 미리 준비한다.

평가 ASSESSMENT
기도와 호흡 AIRWAY AND RESPIRATORY
외상 TRAUMA
약리학 PHARMACOLOGY

6. 튜브 끝에 수용성 윤활제를 바른다.
7. 튜브 사면이 코사이막을 향하도록 하여 더 큰 쪽의 콧구멍에 삽관튜브를 부드럽게 밀어 넣으며 튜브를 코 천장을 따라서 삽입한다.
8. 삽관 튜브를 환자의 들숨에 맞추어 밀어 넣어 성대를 통과하도록 한다.
9. 기관내삽관 튜브 커프에 5-10mL의 공기를 주사기를 이용하여 주입하고 제거한다.
10. 백-밸브마스크와 기관내삽관 튜브 사이에 호기말 이산화탄소 측정기($ETCO_2$)를 연결한다.
11. 백-밸브마스크를 연결하고 환기시키면서 명치부위와 폐의 정상부 및 바닥에서 청진을 한다.
12. 기관내삽관 튜브를 고정한다.

## 콤비튜브 삽입

1. BSI를 시행한다(장갑, 마스크, 보호안경).
2. 저장낭이 달린 백-밸브마스크에 100% 산소를 연결하여 환자에게 2-3분간 환기시킨다.
3. 장비를 준비한다.
4. 환자를 바르게 눕히고 머리를 중립자세로 한다.
5. 환자의 입을 턱 올리기 술기로 개방하고, 콤비튜브를 환자 입안에 넣고 부드럽게 밀어 넣는다. 튜브의 검정선 부위를 환자의 치아에 위치시킨다.
6. 인두 커프(청색)에 100mL의 공기를 넣어 팽창시킨다.
7. 원위부 커프(흰색 또는 투명)에 15mL의 공기를 넣어 팽창시킨다.
8. 백-밸브마스크를 청색(인두관) 연결부에 부착하여 환기를 시행한다. 양쪽 폐와 명치부위를 청진하고, 양쪽 폐에서 호흡음이 들리면 인두 튜브를 통해 계속 환기시킨다.
9. 양쪽 폐에서 호흡음이 들리지 않고 명치부위에서 들리면 짧고 투명한 연결부에 백-밸브마스크를 연결하여 환기를 시행한다.
10. 호흡을 확인하기 위해서는 배에 걸쳐 폐, 위장에서의 이상 소리를 청진기로 확인한다.

## 후두마스크 기도의 삽입(LMA)

1. BSI를 시행한다(장갑, 마스크, 보호안경).
2. 환자를 바로 누운 자세로 눕힌다.
3. 백-밸브 마스크를 조립 후 산소튜브를 연결하여 환자의 얼굴에 바르게 밀착시키고 필요시 산소를 공급한다.
4. 후두마스크를 편평한 멸균된 바닥 위에 올려놓고 커프를 손가락으로 지그시 누르면서 커프에 주름이 잡히지 않도록 공기를 완전히 제거하고, 커프의 뒷면에만 윤활제를 바른다.
5. 환자의 머리를 신전시키고 수지교차법 또는 혀-턱들기법으로 환자의 입을 개방한다.
6. 후두마스크 기도기의 튜브를 연필을 쥐듯이 잡고 커프의 끝을 입천장에 밀착하고 문지르면서 미끄러지듯이 인두 쪽으로 삽입한다. 반대편 손으로 튜브를 밀어 주면서 먼저 넣은 손을 뺀다.
7. 크기에 알맞은 적정량의 공기를 커프에 주입한다. 후두마스크 기도기 튜브의 검은 선이 얼굴 중앙에 오도록 위치시킨다.
8. 백-밸브마스크로 환기를 실시하며 청진을 하고 가슴의 오르내림을 확인 후, 고정한다.

## BURP 술기

성문을 개방하기 어려운 경우 당신의 오른손으로 방패연골을 찾아 후두를 뒤쪽, 위쪽, 오른쪽 위로 눌러서 시야를 확보하는 방법

## 후두튜브 삽입

1. BSI를 위한 조치를 적용한다.
2. 환자는 바로 누운 자세로 눕힌다.
3. 머리 기울임-턱 들어 올리기 방법을 유지하고, 수지교차법 이용하여 입을 개방하고 입인두기도기를 삽입한다.
4. 백-밸브 마스크를 조립 후 산소튜브를 연결하고 백-밸브 마스크를 환자의 얼굴에 바르게 밀착시키고 필요 시 산소를 공급한다.
5. 커프가 튜브에 부드럽게 밀착될 수 있도록 주사기를 이용하여 공기를 완전히 제거한다.
6. 후두튜브(Laryngeal Tube)를 삽입하기 전 윤활제를 바르고, 연필 잡듯이 가까운 쪽 커프 위쪽을 잡는다.
7. 입이 벌어져 있도록 잡고 있는 동안, 치아선(Teeth marks)의 굵은 중앙선이 환자의 치아와 같은 위치에 이를 때까지 입의 중앙으로 삽입한다.
8. 가까운 쪽 커프와 먼쪽 커프(Distal Cuff)를 팽창시키기 위해 커프 압력 게이지가 80cm $H_2O$에 이를 때까지 공기를 주입해준다.
9. 후두튜브가 제 위치에 있는지 폐를 청진함으로써 환자의 호흡을 확인하고 필요 시 튜브 흡인을 준비한다.
10. 만약 호흡이 충분하지 않다고 판단되면 튜브의 치아선을 기준으로 위아래로 움직여 후두튜브의 위치를 다시 잡는다.
11. 후두튜브를 제거하려면 커프의 손상을 막기 위하여 주사기를 이용하여 커프의 공기를 완전히 빼낸 후 제거한다.

## ■ 수술적 기도 유지

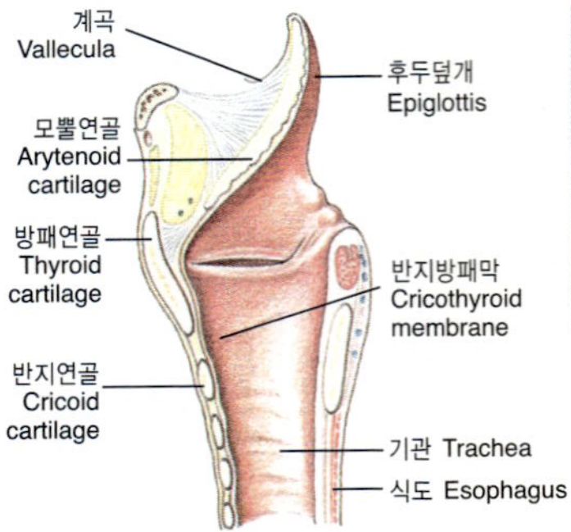


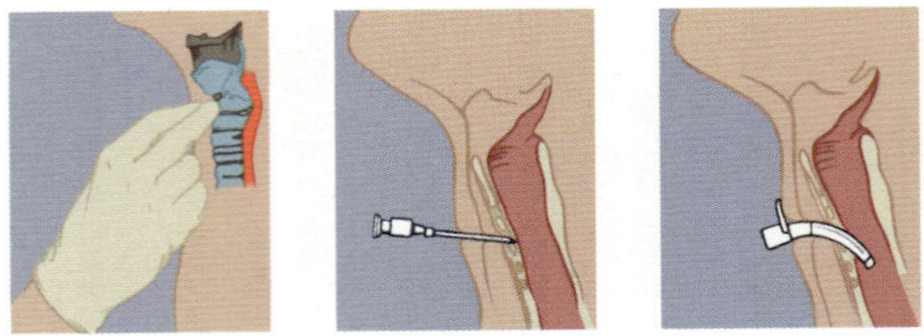

Sellick 술기
Sellick maneuver

주사 바늘 삽입
(반지방패막으로)
IV cannula insertion
(into cricothyroid
membrane)

기관절개 관 삽입
(반지연골 아래)
Tracheomy tube
insertion (below
Cricoid cartilage

기도 해부학과 수술적 기도처치

## 반지방패연골절개술 시행하기

1. BSI를 시행한다(장갑, 마스크, 보호안경).
2. 장비를 준비하고 확인한다.
3. 환자의 머리를 중립자세로 유지하고 반지방패막을 촉진한다.
4. 포비돈 용액으로 부위를 소독한다.
5. 후두를 안정화하고 반지방패막을 수직으로 1-2cm 절개한다.
6. 절개한 반지방패막을 중간선에서 각 방향으로 수평이 되게 1cm 자른다.
7. 곡선형 지혈 겸자를 이용하여 절개부분을 벌린다.
8. 기관에 튜브를 삽입한다.
9. 튜브 커프를 팽창시킨다.
10. 백-밸브마스크와 튜브 사이에 호기말이산화탄소 측정기를 부착시킨다.
11. 환기를 시행하면서 환자의 양쪽 폐 꼭대기 및 바닥부분, 명치부위를 청진하여 올바른 튜브 위치를 확인한다.
12. 튜브를 고정기 및 테이프를 사용하여 고정하고 적절한 속도로 환기를 시행한다.

## 주사침 반지방패연골천자와 경기관 환기 시행하기

1. BSI를 위한 조치를 적용한다.
2. 14~16게이지 카테터, 10mL 주사기, 생리식염수 또는 물 3mL를 준비한다.
3. 환자의 머리를 중립자세로 위치하여 반지방패막을 확인하고 엄지와 검지로 기관을 지지한다.
4. 포비돈 용액으로 부위를 소독한다.
5. 후두를 엄지와 검지로 고정시키고 바늘을 발쪽을 향해 45° 방향으로 반지방패막으로 삽입한다.
6. 카테터에 연결된 주사기 내관을 뒤로 당겨서 정확한 관의 삽입 위치를 확인한다.
7. 삽입관의 중심이 환자의 피부를 발갛게 할 때까지 바늘을 따라 옆으로 넣는다.
8. 주사기와 바늘을 폐기물 통에 버린다.

9. 산소관의 한 끝을 삽입관과 제트환기로 다른 끝을 연결한다.
10. 제트환기에 있는 개방 밸브를 열고 적절하게 가슴이 올라오도록 압력을 조절한다.
11. 정확한 삽입관 위치를 확인하기 위해서 상부 위장관과 양쪽 폐 정상부와 바닥부위를 청진한다.
12. "4 × 4" 거즈로 삽입관을 테이프로 고정시키고, 적절한 환기와 잠재적인 합병증을 재확인하면서 환기를 계속한다.

## 빠른 기관삽관을 위한 단계

### 혈역학적으로 안정적인 환자

1. 필요한 장비를 준비한다.
2. 저장낭이 달린 백-밸브마스크에 100% 산소를 연결하여 환자에게 2-3분간 환기시킨다.
3. 비탈분극성 신경근육차단제와 리도카인, 아트로핀을 근육연축 예방용량 정도로 사용을 고려한다.
4. 진정시킨다.
5. 석시닐콜린을 정맥내로 투여한다.
6. 반지연골압박(Selick maneuver)을 시행한다.
7. 기관내삽관을 실시하고, 튜브의 위치를 확인한 후 반지연골압박법을 멈춘다.
8. 비탈분극성 신경근육차단제를 사용하고 적절한 진정을 유지시킨다.

### 혈역학적으로 불안정적인 환자

1. 필요한 장비를 준비한다.
2. 필요에 따라 백-밸브마스크를 이용하여 100% 산소를  2-3분 동안 전산소화 시킨다.
3. 진정제 투여를 고려한다.
4. 석시니콜린을 정맥으로 투여한다.
5. 반지연골압박(Selick maneuver)을 시행한다.
6. 기관내삽관을 실시하고, 튜브의 위치를 확인한 후 반지연골압박법을 멈춘다.
7. 비탈분극성 신경근육차단제를 사용하고 적절한 진정을 유지시킨다.

*이것은 표본 단계이다. 과정과 약물 사용은 지도의사의 지시에 따른다.

## 기도 치료에 사용되는 진정제

| 약물 형태 | 예 |
|---|---|
| Butyrophenones:진정제 | • Haloperidol(Haldol)<br>• Droperidol(Inapsine) |
| Benzodiazepines:<br>진정-수면제 | • Diazepam(Valium)<br>• Midazolam(Versed) |
| Barbiturates:<br>진정-수면제 | • Thiopental(Pentothal)<br>• Methohexital(Brevital) |
| Narcotics(Opioids):<br>진정-진통제 | • Fentanyl(Sublimaze)<br>• Alfentanil(Alfenta) |
| 마취제 | • Etomidate(Amidate)<br>• Ketamine(Ketalar) |

SECTION 3

# 외상 TRAUMA

CONTENTS

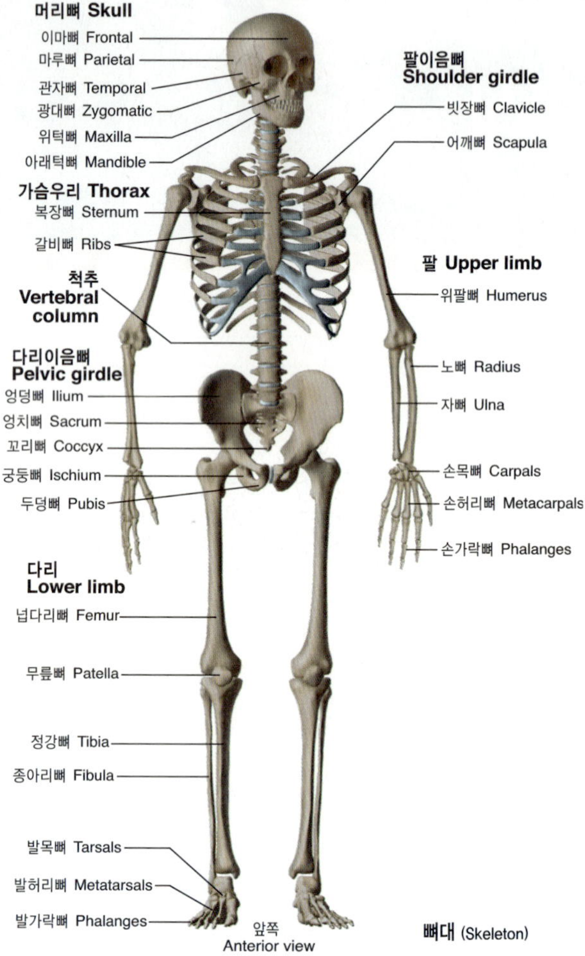
머리뼈 Skull
이마뼈 Frontal
마루뼈 Parietal
관자뼈 Temporal
광대뼈 Zygomatic
위턱뼈 Maxilla
아래턱뼈 Mandible
가슴우리 Thorax
복장뼈 Sternum
갈비뼈 Ribs
척추
Vertebral column
다리이음뼈
Pelvic girdle
엉덩뼈 Ilium
엉치뼈 Sacrum
꼬리뼈 Coccyx
궁둥뼈 Ischium
두덩뼈 Pubis
다리
Lower limb
넙다리뼈 Femur
무릎뼈 Patella
정강뼈 Tibia
종아리뼈 Fibula
발목뼈 Tarsals
발허리뼈 Metatarsals
발가락뼈 Phalanges
팔이음뼈
Shoulder girdle
빗장뼈 Clavicle
어깨뼈 Scapula
팔 Upper limb
위팔뼈 Humerus
노뼈 Radius
자뼈 Ulna
손목뼈 Carpals
손허리뼈 Metacarpals
손가락뼈 Phalanges
앞쪽
Anterior view

뼈대 (Skeleton)

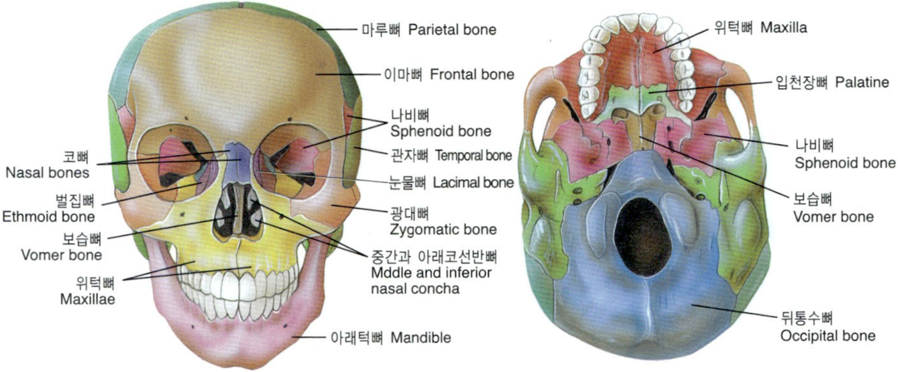
마루뼈 Parietal bone
이마뼈 Frontal bone
나비뼈
Sphenoid bone
관자뼈 Temporal bone
눈물뼈 Lacimal bone
광대뼈
Zygomatic bone
중간과 아래코선반뼈
Mddle and inferior
nasal concha
아래턱뼈 Mandible
코뼈
Nasal bones
벌집뼈
Ethmoid bone
보습뼈
Vomer bone
위턱뼈
Maxillae
위턱뼈 Maxilla
입천장뼈 Palatine
나비뼈
Sphenoid bone
보습뼈
Vomer bone
뒤통수뼈
Occipital bone

**머리뼈** (Skull)

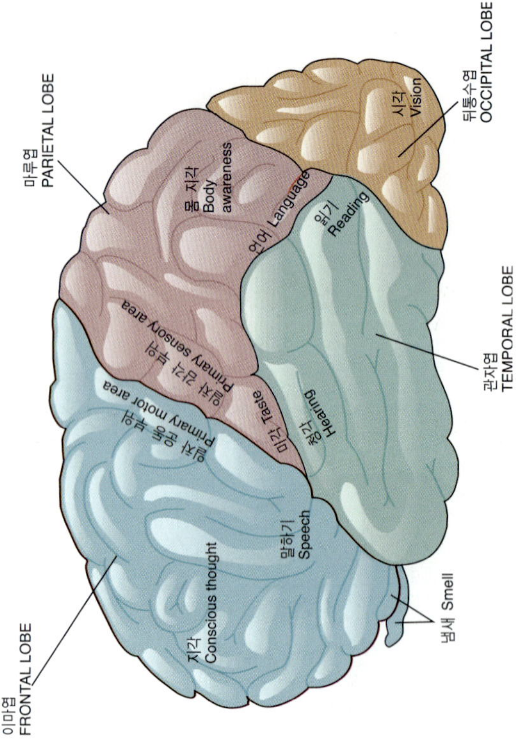
마루엽
PARIETAL LOBE
뒤통수엽
OCCIPITAL LOBE
시각
Vision
몸 지각
Body
awareness
언어 Language
읽기
Reading
일차 감각 부위
Primary sensory area
일차 운동 부위
Primary motor area
미각 Taste
청각
Hearing
관자엽
TEMPORAL LOBE
말하기
Speech
지각
Conscious thought
이마엽
FRONTAL LOBE
냄새 Smell

**뇌엽** (Cerebrum)

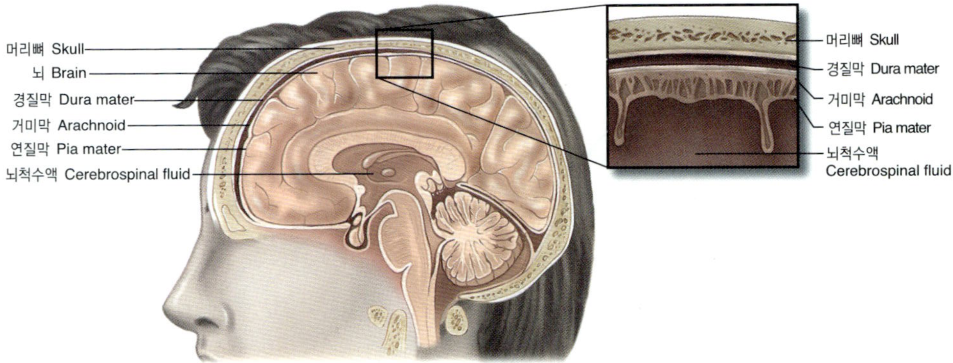
머리뼈 Skull
뇌 Brain
경질막 Dura mater
거미막 Arachnoid
연질막 Pia mater
뇌척수액 Cerebrospinal fluid
머리뼈 Skull
경질막 Dura mater
거미막 Arachnoid
연질막 Pia mater
뇌척수액 Cerebrospinal fluid

수막 (Meninges)

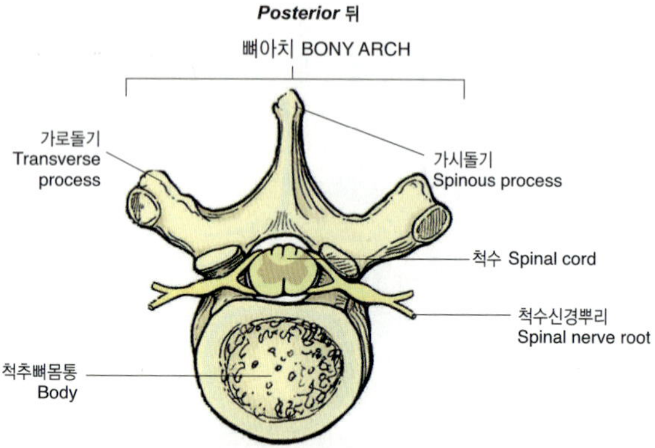


척수관 (Spinal Canal)

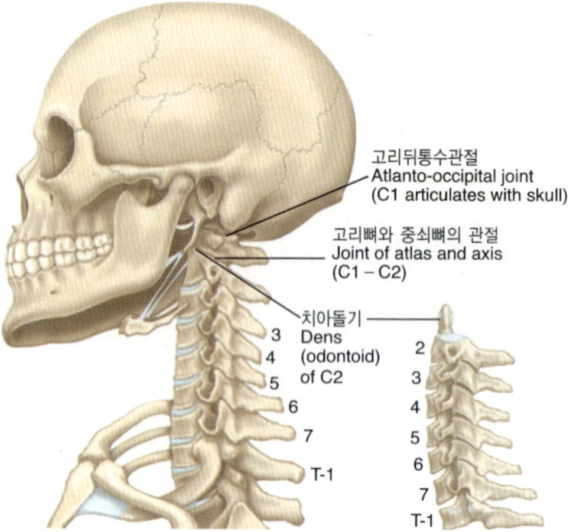


척추와 목뼈 (Spinal Column and Cervical Vertebrae)

## 가슴우리 (Rib Cage)

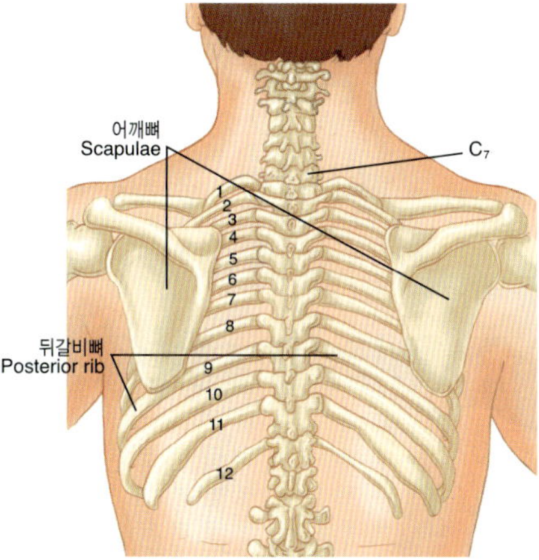


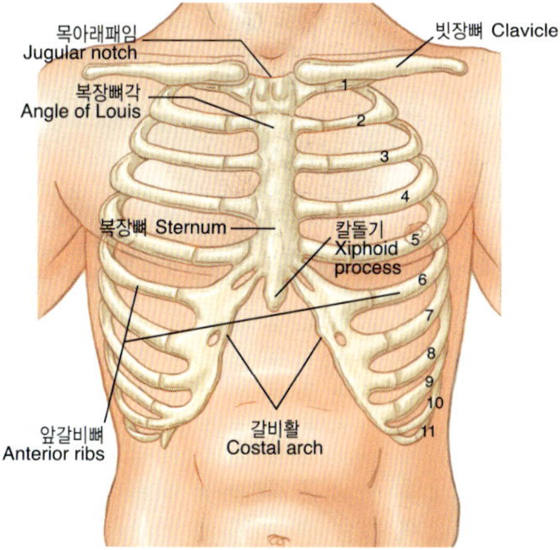

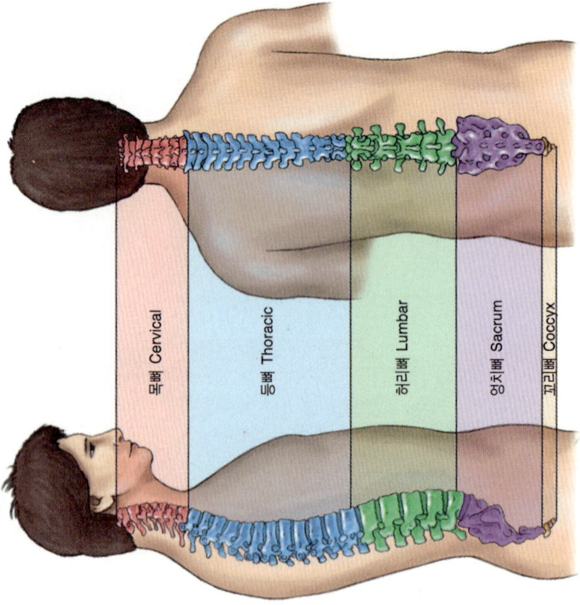


**척추단면** (Spinal Column Sections)

## 주요 척수로

### 앞척수로

| | |
|---|---|
| 앞척수시상로(오름) | 감각과 거친 접촉, 압각을 뇌로 전달함 |
| 가쪽척수시상로(오름) | 통증과 온도를 전달함 |
| 척수소뇌로(오름) | 다리와 몸통의 근육에서 나오는 자극을 소뇌로 전달함으로써 근육 움직임에 필요한 자극을 조정함 |
| 겉질척수로(내림) | 수의 운동 명령 |
| 그물척수로(내림) | 근육 긴장도와 땀선 활동 |
| 적핵척수로 | 근육 긴장도 |

### 뒤척수로

| | |
|---|---|
| 쐐기모양의 널판다발 | 고유 감각, 진동, 가벼운 접촉, 깊은 압력, 두 점 식별, 입체 감각인식 |

## 피부분절 기준점

| 신경근 | 해부학적 위치 |
|---|---|
| C2 | 뒤통수융기 |
| C3 | 빗장위오목 |
| C5 | 팔오금의 가쪽 옆 |
| C6 | 엄지, 집게손가락 내측 |
| C7 | 가운데손가락 |
| C8 | 새끼손가락 |
| T2 | 겨드랑이 꼭대기 |
| T4 | 젖꼭지선 |
| T10 | 배꼽 |
| L1 | 샅고랑선 |
| L2 | 넙적다리 앞 중간 |
| L3 | 무릎 안쪽 면 |
| L5 | 발등 |
| S1-S3 | 다리 뒤 |
| S4-S5 | 항문 주위 |

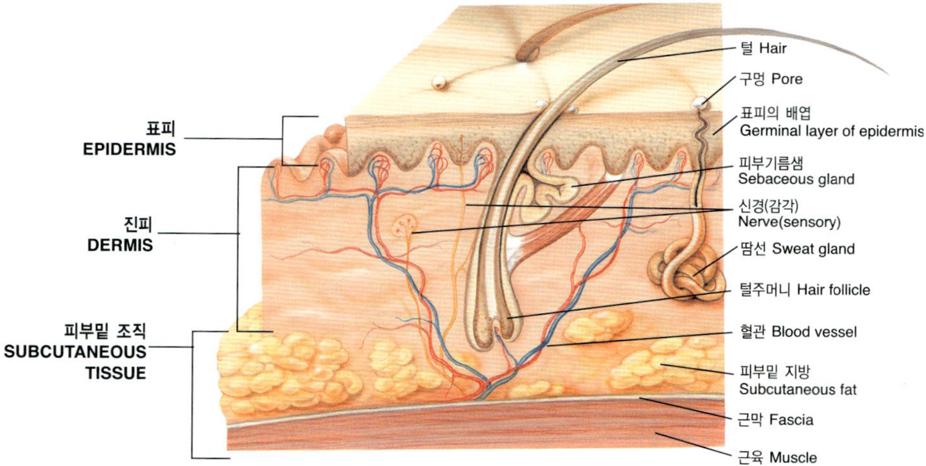
표피
EPIDERMIS
진피
DERMIS
피부밑 조직
SUBCUTANEOUS TISSUE
털 Hair
구멍 Pore
표피의 배엽
Germinal layer of epidermis
피부기름샘
Sebaceous gland
신경(감각)
Nerve(sensory)
땀선 Sweat gland
털주머니 Hair follicle
혈관 Blood vessel
피부밑 지방
Subcutaneous fat
근막 Fascia
근육 Muscle

**피부** (Skin)

## 으깸 증후군

1. 신체의 일부가 4시간 이상 눌려 있을 때 발생
2. 횡문근융해 발생
3. 신체를 누르던 물체 제거
4. 조직 손상에 따른 대사 부산물과 유해 물질이 방출되어 심장정지, 부정맥, 콩팥 손상, 고칼륨혈증 및 고인산혈증을 초래할 수 있다.

## 골절(Fractures)

골절 유형

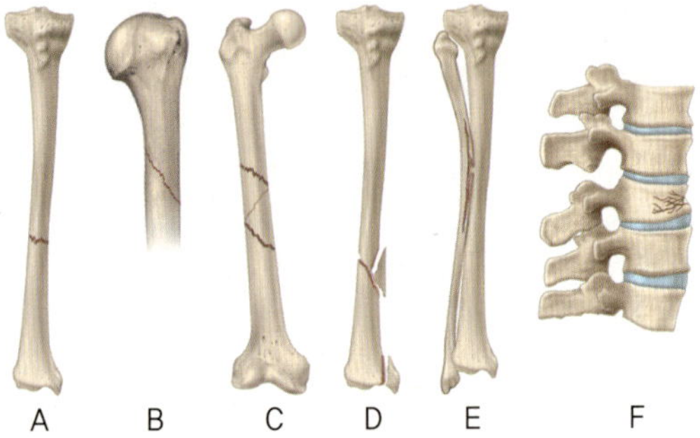


A. 정강뼈 가로 골절
B. 위팔뼈 빗(경사) 골절
C. 넙다리뼈 나선형 골절
D. 정강뼈 분쇄 골절
E. 종아리뼈 생나무 골절
F. 척추뼈 몸통 압박 골절

## 변위에 따른 골절 분류

| 골절 유형 | 서술적 묘사 | 주요 원인 |
|---|---|---|
| 비전위성 골절 | 골절 임에도 불구하고 뼈가 정상 위치 유지 | 저에너지 손상 |
| 전위 골절 | 정상 위치로부터 골절 움직임의 마지막 | 고에너지 손상 |
| • 뼈 겹침 | 근육이 몸쪽의 것을 따라 먼쪽의 것을 당김 | 골절이 완전히 자리 이탈할 때 생김 |
| • 벌어진 손상 | 큰 신장력이 갑자기 뼈에 가해졌을 때 | 산업 장비, 기계 |
| • 끼임 골절 | 큰 압력이 뼈에 가해졌을 때 | 해면골에서 잘 생김 |
| • 찢김 골절 | 큰 근육 수축이 근육 부착부위의 뼈 골절 야기 | 갑작스런 경련 |
| • 오목 골절 | 납작뼈의 무딘 외상이 원인 | 무딘 손상 |

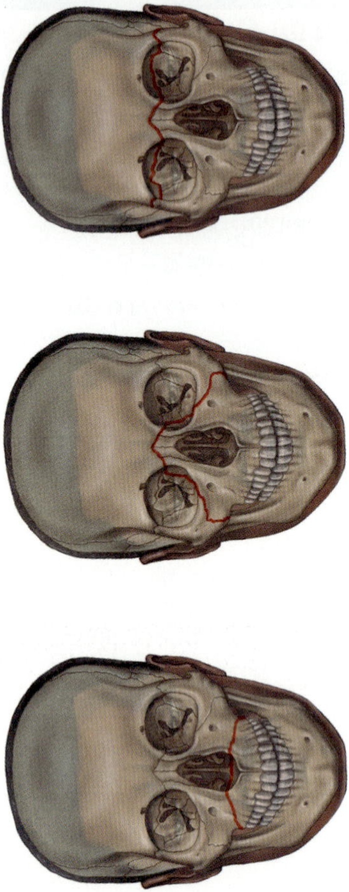

Ⅰ형 Ⅱ형 Ⅲ형

LeFort 골절

## 위턱 얼굴 골절

| 손상 | 징후와 증상 |
|---|---|
| 다발성 얼굴뼈 골절 | 얼굴에 큰 부종<br>치아 맞물림 장애<br>촉진할 수 있는 변형<br>앞쪽 또는 뒤쪽 코 출혈 |
| 광대뼈 및 눈확 골절 | 눈확 아래 감각의 손실<br>환자 뺨의 평평화<br>눈을 위로 치켜뜨는 마비 |
| 코뼈 골절 | 마찰음 및 불안정성<br>부종, 압통, 가쪽 변위<br>코 출혈 |
| 위턱뼈 골절 | 얼굴뼈의 움직임<br>치아 맞물림 장애<br>얼굴 부종 |
| 아래턱뼈 골절 | 치아 맞물림 장애<br>아래턱뼈 불안정성 |

## The 5 Ps

통증(pain) 감각이상(Parasthesia) 창백(Pallor) 마비(Paralysis) 맥박(Pulses)

## 여성 FEMALE

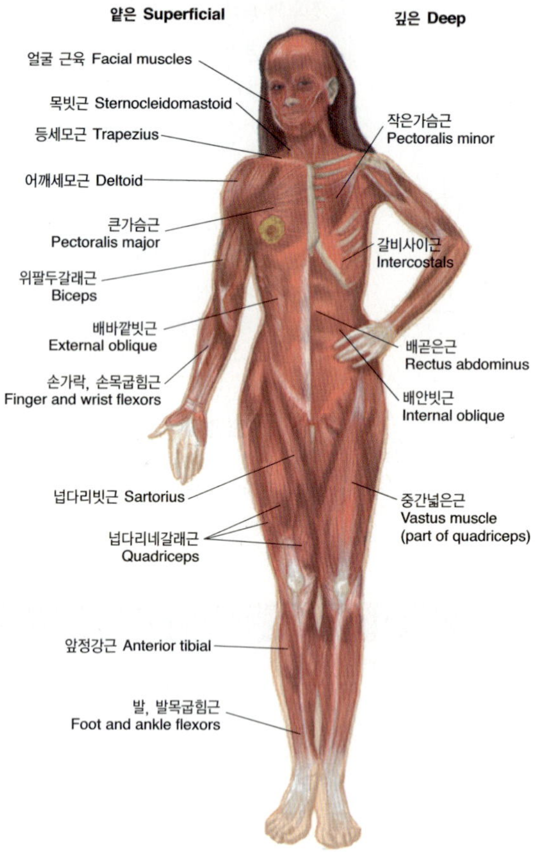


근육 (Muscles)

## 남성 MALE

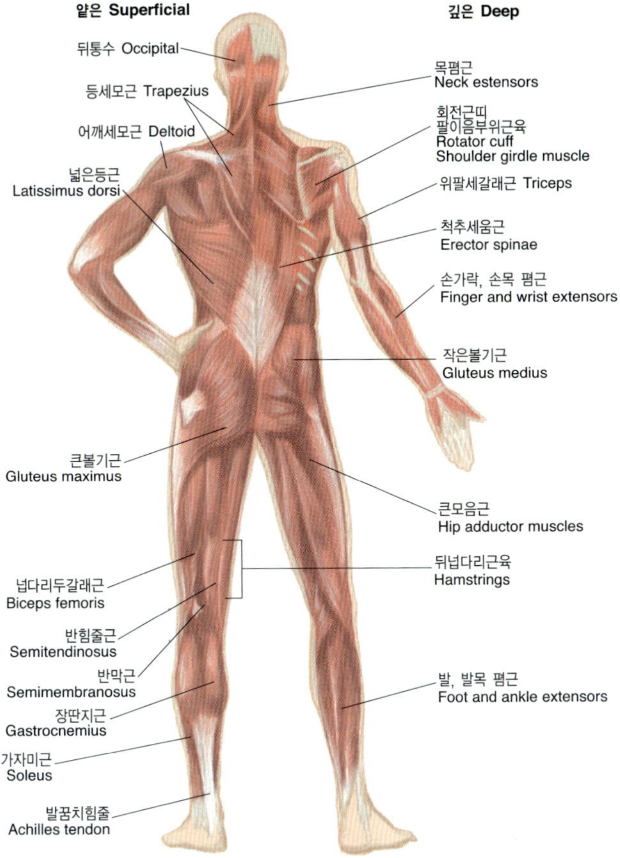


근육 (Muscles)

## 긴장과 삠

부목을 적용한 환자에 대한 신경혈관 평가 – 기억한다.

**움직임** – 환자가 손가락, 발가락이나 팔다리를 쉽게 움직일 수 있는가?

**색깔** – 분홍빛 또는 창백한가?

**무감각** – 환자가 아픈 곳이 저리거나 무감각하다고 이야기하는가?

**부종** – 부목 주위에 부종이 있는가?

**감각** – 환자가 아픈 곳의 자극을 느낄 수 있는가?

**따뜻함** – 부목 근처의 노출부위가 따뜻한가? 아니면 차가운가?

## 긴장과 삠

| 등급 | 손상의 정도 | 임상적 소견 및 관계 |
|---|---|---|
| **긴장** | | |
| I 등급 | 최소한의 손상 또는 파열 | 부종 없는 압통<br>타박상 또는 만져지는 장애가 없음<br>자발적 수축과 수동적 신전 시 통증<br>예후가 좋음 |
| II 등급 | 중간 정도의 손상 | 부종 있는 압통<br>약간에서 중간 정도의 타박상<br>수동적 움직임과 자발적 움직임 시 통증<br>최소한의 손상이지만 오랜 기간의 치료를 받은 환자가 예후가 좋음 |
| III 등급 | 근육, 인대, 혹은 모두의 완전한 손상 | 부종이 있으면서 극도의 압통<br>만져지는 장애가 존재함<br>근육 기능의 완전한 장애<br>수동적인 신전에 통증 증가가 없음<br>(신경 줄기가 완전히 찢어짐 )<br>예후는 다양함(손상은 수술이 필요할 수 있음)<br>오랜 기간의 치료가 필요함 |

(계속)

긴장과 삠, 계속

| 등급 | 손상의 정도 | 임상적 소견 및 관계 |
|---|---|---|
| **삠** | | |
| I 등급 | 최소한의 손상 또는 파열 | 부종 없는 압통<br>타박상 또는 만져지는 장애가 없음<br>자발적 수축과 수동적 신전 시 통증이 있음<br>기능적 소실의 불안정성에 대한 예상이 없으면 예후 좋음 |
| II 등급 | 중간 정도의 손상 | 약간의 부종과 타박상<br>등급 I 보다 더 압통이 있고 산재성 압통이 있음<br>움직임의 범위가 제한되고 통증이 심함<br>관절이 불안정할 수 있고 기능적 소실이 가능 |
| III 등급 | 인대의 완전한 파열 | 극심한 부종과 타박상<br>움직임의 범위의 비정상적인 증가와 구조적 불안정성(인대의 완전한 찢어짐 때문에)<br>더 낮은 등급보다 수동적 움직임의 통증이 적음 (신경 줄기의 완전한 찢김)<br>재건 수술을 요하는 중대한 기능적 소실 |

## RICE: 골절 치료

Rest(휴식) – 상처부위를 움직이지 못하도록 함

Ice(얼음) – 상처부위에 얼음 팩을 댐

Compression(압박) – 탄력붕대를 이용(X-ray로 골절을 확인한 다음에 병원에서 적용)

Elevation(올림)

체중을 지탱하는 것에 대한 감소와 보호

가능한 한 빠른 통증 관리

### 골절 부위에 따른 잠재적 출혈

| 골절 부위 | 잠재적 출혈(mL) |
|---|---|
| 골반 | 1,500–3,000 |
| 넙다리뼈 | 1,000–1,500 |
| 위팔뼈 | 250–500 |
| 정강이뼈 또는 종아리뼈 | 250–500 |
| 발목 | 250–500 |
| 팔꿈치 | 250–500 |
| 노뼈 또는 자뼈 | 150–250 |

## 가슴 손상

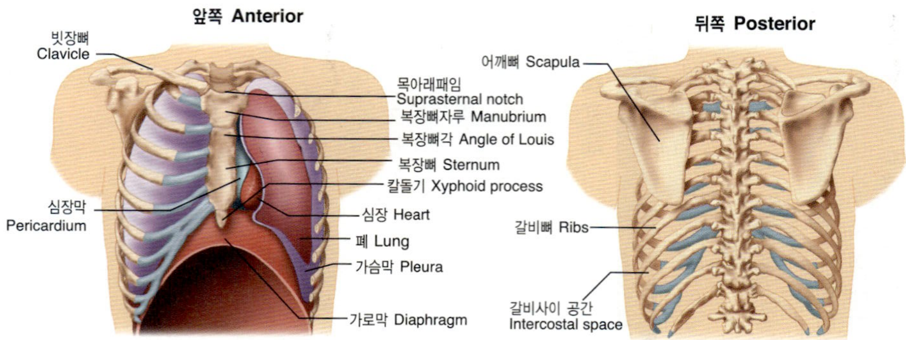


가슴우리 (Thorax)

## 치명적인 가슴 손상

치명적인 가슴 손상은 초기평가를 하는 동안 빨리 찾아내어 처치되어야 한다.

1. 기도 폐쇄
2. 기관지 파열
3. 가로막 열상
4. 식도 손상
5. 개방성 공기가슴증
6. 긴장성 공기가슴증
7. 다량의 혈액가슴증
8. 동요가슴
9. 심장눌림증

잠재적으로 치명적인 가슴 손상은 병력 청취와 신체검사를 시행하는 동안 알 수 있다.

10. 대동맥 박리
11. 심장근육 타박상
12. 폐 타박상

## 심장눌림증과 긴장성 공기 가슴증의 신체 검진 소견

| 신체 검진 소견 | 심장눌림증 | 긴장성 공기가슴증 |
|---|---|---|
| 증상과 징후 | 쇼크 | 호흡 곤란 |
| 목정맥 | 팽대 | 팽대 |
| 기관 | 정중앙 | 한쪽으로 치우침 |
| 호흡음 | 양쪽 똑같음 | 손상부위 감소 |
| 가슴 타진 | 정상 | 손상부위 과다공명음 |
| 심장음 | 감소 | 정상 |

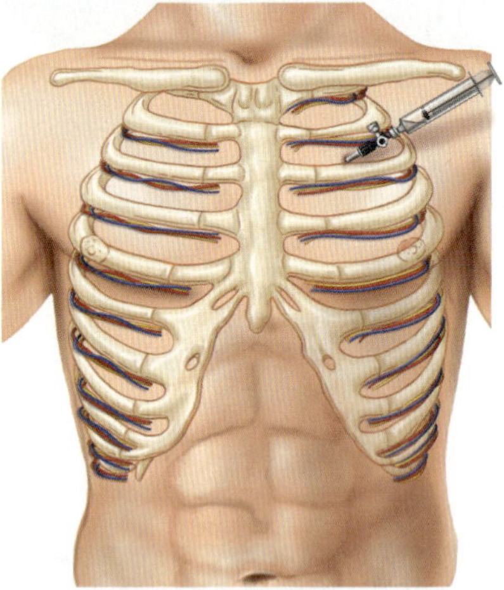

가슴감압 위치

## 긴장성 공기가슴증의 바늘 감압술

1. BSI를 시행한다.
2. 환자가 의식이 있다면 절차를 설명한다.
3. 필요한 장비를 준비하고 지도의사의 지시를 받는다.
4. 2번째와 3번째 갈비뼈 사이 공간을 확인하고 무균술로 부위를 소독한다.
5. 일 방향 밸브나 플러터 밸브를 사용한다.
6. 주사바늘을 가슴벽을 향해 90°의 각도로 삽입한다.
7. 주사바늘을 제거하고 공기의 흐름에 귀 기울인다. 주사바늘을 폐기물 통에 버린다.
8. 카테터를 테이프로 고정하고, 긴장성 공기 가슴증이 재발하는지 환자를 관찰한다.

## 핸들이나 계기판 충돌로 인한 가슴 손상

- 얼굴 손상
- 목의 연조직 손상
- 후두와 기관 손상
- 갈비뼈 골절
- 심장근육 타박상
- 심장눌림증
- 폐 타박상
- 혈액가슴, 갈비뼈 골절
- 동요가슴
- 대동맥 파열
- 배 안쪽 손상

## 머리 손상

**광범위 축삭 손상**

| 병태 생리학 | 발생 빈도 | 증상과 징후 | 예후 |
|---|---|---|---|
| **경증 광범위 축삭 손상** | | | |
| 일시적 신경원 기능 장애 | 보통 둔기에 의한 머리 외상(타박상) | 의식소실, 혼란, 지남력 장애, 기억상실증(선행성 또는 역행성) | 영구적 신경 손상이 최소 또는 없음 |
| **중등도 광범위 축삭 손상** | | | |
| 축삭 손상, 뇌 조직의 미세한 점상출혈은 종종 뇌바닥 머리뼈 골절과 연관 | 모든 중증 머리 손상의 20%, 모든 광범위 축삭 손상의 45% | 즉각적인 의식 소실; 이차적으로 대뇌 겉질이나 뇌줄기 망상 활성 조직 침범; 잔류 효과는 지속적인 착란과 지남력 장애<br>인지손상 장애(집중력 장애); 항상 주기적인 불안; 특징화되지 않는 기분, 동요; 감각운동 장애(예를 들어 맛이나 냄새를 못 맡음) | 생존하나 영구적 신경학적 손상은 흔함 |

| 중증 광범위 축삭 손상 | | | |
|---|---|---|---|
| 양쪽 대뇌 반구의 많은 축삭의 중증 물리적인 파열과 더불어 뇌줄기까지 확장; 이를 '뇌줄기 손상'이라 함 | 모든 중증 머리 손상의 16%, 모든 광범위 축삭 손상의 36% | 즉각적 또는 지연성 의식 소실; 뇌두개내 압력 증가 자세와 징후 | 거의 생존하지 못함; 대부분 의식을 회복하지 못하고 영구적 식물인간 상태를 유지함 |

## 머리 손상의 증상과 징후

- 열상, 타박상, 또는 머리덮개의 혈종
- 머리덮개의 연조직, 함몰 부위 촉진
- 머리뼈의 눈에 보이는 골절 또는 변형
- 배틀징후(Battle sign), 너구리 눈(raccoon eyes)
- 뇌척수액 비루 , 이루
- 동공 비정상
  - 양쪽 동공 크기가 다름
  - 동공 반응이 느리거나 반응하지 않음
- 무반응 기간, 변화된 정신 상태
- 혼란 또는 지남력 장애
- 똑같은 질문을 반복함
- 기억상실(선행성, 역행성)
- 공격적 또는 비정상적인 행동
- 팔다리의 감각소실 또는 저림
- 감각기능, 운동기능 소실
- 국소적 신경결손
- 경련
- Cushing;s triad : 고혈압, 느린맥, 불규칙적인 호흡
- 어지러움
- 시야 장애, 시야 흐림, 또는 복시
- 섬망
- 오심, 구토
- 대뇌제거자세, 겉질제거자세

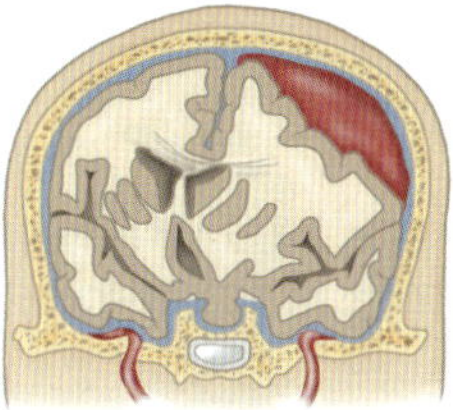

경질막밑
Subdural

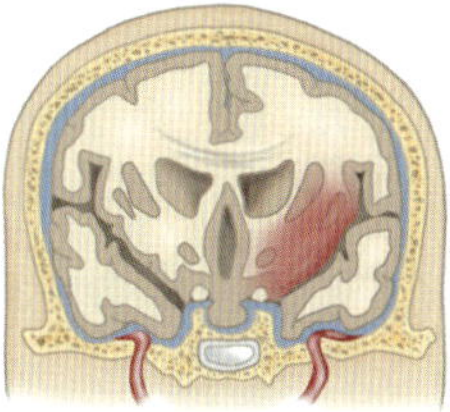

대뇌내
Intracerebral

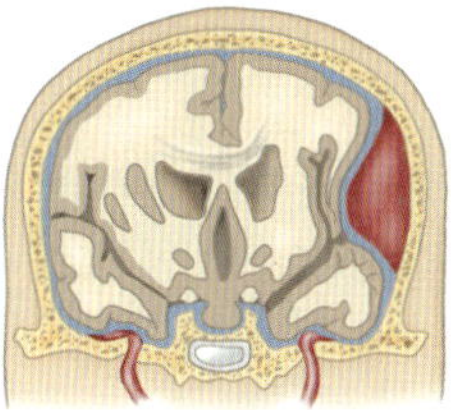

경질막바깥
Epidural

**머리뼈안 혈종의 종류**

## 두개내압의 정도

### 경증 상승

- 혈압 상승; 맥압 감소
- 동공 반응
- 체인스톡 호흡(빠르다가 느려지는 호흡, 중간에 무호흡이 있음)
- 환자는 통증 자극을 제거하고 최소화하려고 시도하며 이것은 회피와 신전에 의한다.
- 즉각적인 치료로 효과가 나타난다.

### 중등도 상승

- 넓어진 맥압 그리고 느린맥박
- 동공반응은 느려지고 또는 무반응
- 중추신경 과다호흡(깊고, 빠른 호흡; 이것은 쿠스마울과 비슷하나 아세톤 냄새는 나지 않음)
- 대뇌제거자세
- 생존 가능하나 영구적인 신경학적인 결손이 발생할 수 있다.

### 중증 상승

- 동측으로 고정되고 확장된 동공
- 실조성 호흡(비오씨 호흡; 불규칙적 속도, 불규칙 리듬, 호흡의 양과 종종의 무호흡으로 특징됨) 또는 무호흡
- 이완마비
- 불규칙적인 맥압
- QRS complex와 ST 분절, 또는 T파의 변화
- 변동이 있는 혈압; 저혈압이 흔함
- 대부분의 환자는 이 정도의 두개강내압에서 생존하지 못함

# 화상

## 화상의 종류

- 열
- 화학
- 전기
- 방사능

## 화상에 대한 일반적인 고려사항

- 연소되는 과정을 멈추게 하고 화상부위를 적절히 물로 냉각시킨다.
- 기도를 지속적으로 관찰하고 호흡기 화상에 대한 평가를 시행한다.
- 기침, 숨쉬기 어려움, 가래에 그을음이 섞인 경우, 검게 탄 눈썹이나 코털, 쉰 목소리, 얼굴의 화상
- 그을린 옷이나 장신구를 제거한다.
- 더 이상의 오염을 예방한다.
- 수포는 터뜨리지 않는다.
- 화상부위에 로션이나 연고를 바르지 않는다.
- 젖은 드레싱이나 마른 드레싱의 사용은 의사의 지시에 따른다.
- 손가락과 발가락 화상은 거즈를 사용하여 손가락, 발가락 사이를 벌어지도록 한다.

9의 법칙

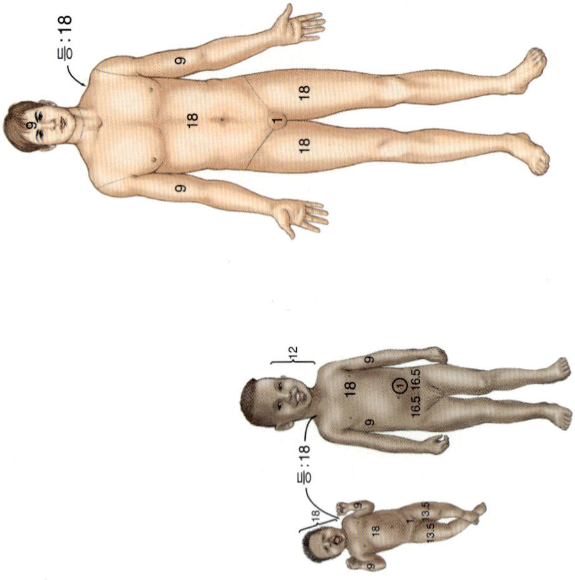

| 부 위 | % |
|---|---|
| 머리 | |
| 목 | |
| 가슴(앞) | |
| 가슴(뒤) | |
| 오른쪽 팔 | |
| 왼쪽 팔 | |
| 볼기 | |
| 생식기관 | |
| 오른쪽다리 | |
| 왼쪽다리 | |
| 전체화상 | |

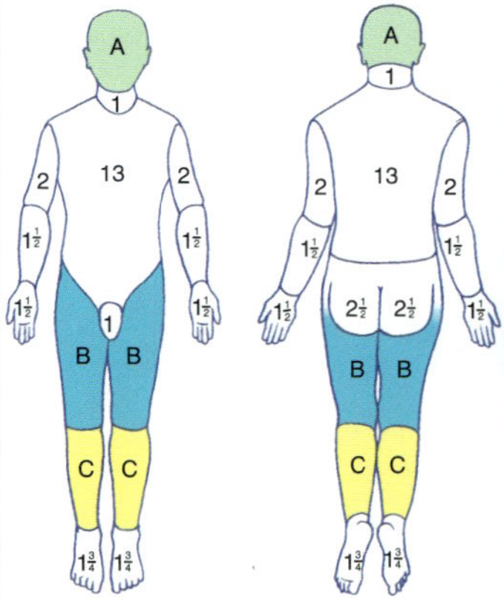


(Lung and Browder Chart)

### 성장에 영향을 미치는 체표면적과 연관된 비율

| Age (years) | A ($\frac{1}{2}$ of head) | B ($\frac{1}{2}$ of one thigh) | C ($\frac{1}{2}$ of one leg) |
|---|---|---|---|
| 0 | $9\frac{1}{2}$ | $2\frac{3}{4}$ | $2\frac{1}{2}$ |
| 1 | $8\frac{1}{2}$ | $3\frac{1}{4}$ | $2\frac{1}{2}$ |
| 5 | $6\frac{1}{2}$ | 4 | $2\frac{3}{4}$ |
| 10 | $5\frac{1}{2}$ | $4\frac{1}{4}$ | 3 |
| 15 | $4\frac{1}{2}$ | $4\frac{1}{2}$ | $3\frac{1}{4}$ |
| Adult | $3\frac{1}{2}$ | $4\frac{3}{4}$ | 3 |

## 화상의 중증도 분류

| 화상 분류 | 설명 |
|---|---|
| **경증**<br>1도 화상<br>2도 화상 < 체표면적(성인) 15%<br>3도 화상 < 체표면적 10%<br>2도 화상 < 체표면적(소아, 노인) 5%<br>3도 화상 < 체표면적 2% | • 외래 치료 가능<br>• 손과 발, 얼굴, 성기의 화상이 없음<br>• 전기 화상. 흡입 화상, 심한 외상 아님<br>• 심하거나 만성적으로 존재하는 내과적 질환이 없음 |
| **중등도**<br>체표면적의 15-25% 2도 화상(성인)<br>2도 화상 > 체표면적(소아, 노인) 20%<br>체표면적의 10-20% 2도 화상(소아, 노인)<br>3도 화상 < 체표면적 10% | • 화상 치료 시설이 있는 지역병원에 입원<br>• 손과 발, 얼굴, 성기의 화상이 없음<br>• 전기 화상 아님<br>• 흡입 화상 아님<br>• 심하거나 만성적으로 존재하는 내과적 질환이 없음<br>• 심한 외상과 관련 없음 |
| **중증화상**<br>2도 화상 > 체표면적(성인) 25%<br>2도 화상 > 체표면적(소아, 노인) 20%<br>3도 화상 > 체표면적10% | • 화상센터 입원 치료<br>• 손과 발, 얼굴, 성기의 화상<br>• 전기 화상<br>• 대부분의 흡입 화상<br>• 심하거나 만성적으로 존재하는 내과적 질환<br>• 심한 외상과 관련 |

**화상 깊이에 의한 분류**

| 깊이 | 색깔, 혈관 | 표면 모양, 통증 | 부종, 치유, 흉터 |
|---|---|---|---|
| 1도 화상 | • 홍반, 분홍/적색 | • 수포 없음<br>• 마르고 압통 | • 약간 부종, 쉽게 치유되고 흉터 없음 |
| 2도 화상 | • 홍반, 선명한 분홍색/적색, 얼룩<br>• 창백, 느린 모세혈관 재충혈 | • 수포, 제거할 때 축축함, 삼출성 상처, 극도의 통증 | • 중등도 부종, 쉽게 치유, 색깔 변함 |
| 심한 2도 화상 | • 적색, 밀납 흰색<br>• 창백, 빠른 모세혈관 재충혈 | • 수포 터짐<br>• 압력에 민감하나 가벼운 접촉에는 아님 | • 천천히 치유, 표시나는 상처 |
| 3도 화상 | • 흰색, 검정에서 적색/ 햇볕에 탄 색<br>• 창백하지 않음, 혈관에 혈전 생김<br>• 안 좋은 원위부의 혈액순환 | • 마른 가죽 같음<br>• 통증이 없음<br>• 털이 쉽게 뽑힘 | • 피부 이식 필요<br>• 치료 후에 흉터 |
| 피부밑 | • 검게 타 버림 | • 피부밑 지방이 보임<br>• 통증이 없음 | • 피부 이식 필요<br>• 치료 후에 흉터 |

참고 : 2개의 정맥라인을 확보한다.

## 화학 화상

| 화학종류 | 예 | 손상 |
|---|---|---|
| 산 | 전지산(황산), 염산, 불화수소산 | 응고 괴사 |
| 염기와 알칼리 | 수산화칼륨, 수산화나트륨, 석회, 배관세척제, 오븐 세척제, 잿물 | 액화성 괴사 |
| 산화물 | 과산화수소<br>염화나트륨 | 발열성 반응과 조직파괴; 전신적 독을 일으킬 수 있음 |
| 인 | 흰 인, 예광탄, 불꽃놀이 | 공기 중에 노출된 화상; 전신적 중독을 일으킬 수 있음 |
| 수포제 | 루이사이트, 무스타드 가스, 포스켄 옥심 | 수포 발생, 흡입되었다면 호흡기계 손상 고려 |

## 파크랜드 수식표

| %Burn | 10kg | 20kg | 30kg | 40kg | 50kg | 60kg | 70kg | 80kg | 90kg | 100kg |
|---|---|---|---|---|---|---|---|---|---|---|
| 10 | 25 | 50 | 75 | 100 | 125 | 150 | 175 | 200 | 225 | 250 |
| 20 | 50 | 100 | 150 | 200 | 250 | 300 | 350 | 400 | 450 | 500 |
| 30 | 75 | 150 | 225 | 300 | 375 | 450 | 525 | 600 | 675 | 750 |
| 40 | 100 | 200 | 300 | 400 | 500 | 600 | 700 | 800 | 900 | 1,000 |
| 50 | 125 | 250 | 375 | 500 | 625 | 750 | 875 | 1,000 | 1,125 | 1,250 |
| 60 | 150 | 300 | 450 | 600 | 750 | 900 | 1,050 | 1,200 | 1,350 | 1,500 |
| 70 | 175 | 350 | 525 | 700 | 875 | 1,050 | 1,225 | 1,400 | 1,575 | 1,750 |
| 80 | 200 | 400 | 600 | 800 | 1,000 | 1,200 | 1,400 | 1,600 | 1,800 | 2,000 |
| 90 | 225 | 450 | 675 | 900 | 1,125 | 1,350 | 1,575 | 1,800 | 2,025 | 2,250 |
| 20 mL/kg bolus | 200 | 400 | 600 | 800 | 1,000 | 1,200 | 1,400 | 1,600 | 1,800 | 2,000 |

이 표는 파크랜드수식에서 처음 한 시간(최초 8시간 총액의 1/8)에서 권장하는 용량
마지막행은 20mL/kg 양을 나타냄.

**관절염의 일반적인 종류**

| | 류마티스성 | 골 관절염 | 통풍 |
|---|---|---|---|
| 환자 나이와 성별 | 어린이, 중년, 여성 | 성인, 노인, 남녀 모두 | 중년, 남성 |
| 주요 특징 | 관절을 주로 침범하는 전신적 질병으로 만성 윤활막염을 일으킬 수 있음 | 관절 연골이 "닳고 찢어진" 퇴행 | 퓨린 대사의 이상으로 관절의 요산 결정에 의해 갑작스럽게 발생 |
| 질병의 보조 효과 | 염증성 조직이 성장함에 따라 연골이 손상되고 관절 공간의 손상으로 변형을 초래 | 뼈의 과다 성장으로 관절주위 연부 조직이 두꺼워짐 | 관절내 요산 결정이 쌓여서 관절에 손상을 줌 |
| 주요 침범 부위 | 손과 발의 작은 관절 | 체중을 주로 견디는 관절 | 작은 관절인 엄지발가락의 원위 관절에 주로 침범 |
| 특별히 고려할 점 | 감마글로불린에 대한 자가 항체 (류마티스 인자) | 전신적 증상이나 생화학적 비정상 없음 | 높은 혈중 요산 정도 |

## 등 진료

요통의 일반적인 원인

- 나쁜 자세
- 나쁜 신체 역학
- 일이나 습관으로 인한 스트레스
- 유연성 감소
- 나쁜 신체적 상태

### 안전하게 들어 올리는 방법

1. 들어 올리는 동안 강한 다리 근육과 큰 엉덩이 근육을 이용하고 무릎 관절을 사용한다.
2. 척주와 골반을 안정시키고, 엉덩이근육을 이용하며, 무릎을 구부리고 든다(만약 무릎이 안 좋다면 90° 이상 구부리지 않는다).
3. 들어 올리는 동안 자신이 들어 올리는 물체를 자신의 몸 가까이 붙여, 드는 것을 쉽게 하여 허리뼈에 긴장을 최소화한다.
4. 들어 올리는 동안 숨을 내쉰다.

### 사람을 들어 올리는 동안 부상을 예방하는 법

1. 어깨 부상을 예방하기 위해 겨드랑이 밑으로 사람을 잡지 않는다.
2. 목 부상을 예방하기 위해 어린이나 어른이 당신의 목 주변을 잡지 못 하도록 한다.
3. 등 부상을 예방하기 위해 들어 올릴 방향으로 자신의 몸 전체를 움직이고 척주를 회전시키거나 비틀지 않는다.

## 들어 올리는 원칙

- 자신의 키와 몸무게를 기초로 하여 개인적인 한계를 설정한다.
- 한 사람당 23kg을 넘지 않도록 하고 들 수 있는 한계를 넘으면 도움을 요청한다.
- 자신이 들어 올리는 사람에 대해 안다(근육 긴장도, 행동, 인식 정도).
- 적절히 들어 올리는 방법을 배운다.
- 자신이 하려고 하는 행동을 생각한다.
- 들어 올리는 데 서두르지 않는다.

## 허리의 긴장도 줄이기

허리뼈에 가해지는 긴장도를 완화시키는 방법

- 등을 똑바로 세움
- 균형 잡기
- 유연성
- 다리 사용
- 들고 있는 물체를 몸에 가까이 붙이기
- 발을 이용

## 등 통증 치료 및 예방

- X-ray와 의학적 검사에 의해 손상이 발견되지 않았다면 일상생활을 적당한 수준에서 활동을 계속한다.
- 무거운 물건을 들지 않는다.
- 딱딱하고 편평한 곳에서 수면을 취한다.
- 처음 24시간 동안 손상부위에 얼음을 대고 그 이후에 국소적 온열 가습기를 사용한다.
- 아래쪽 등 근육을 강화하는 운동을 통해 등 통증을 예방한다.

SECTION 4

# 약리학 PHARMACOLOGY

CONTENTS

## 정맥 부위

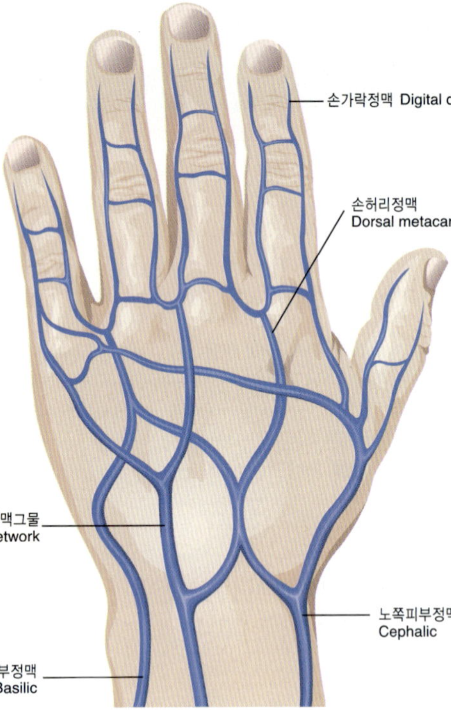
손가락정맥 Digital dorsal
손허리정맥
Dorsal metacarpal
손등정맥그물
Dorsal venous network
노쪽피부정맥
Cephalic
자쪽피부정맥
Basilic

손의 정맥

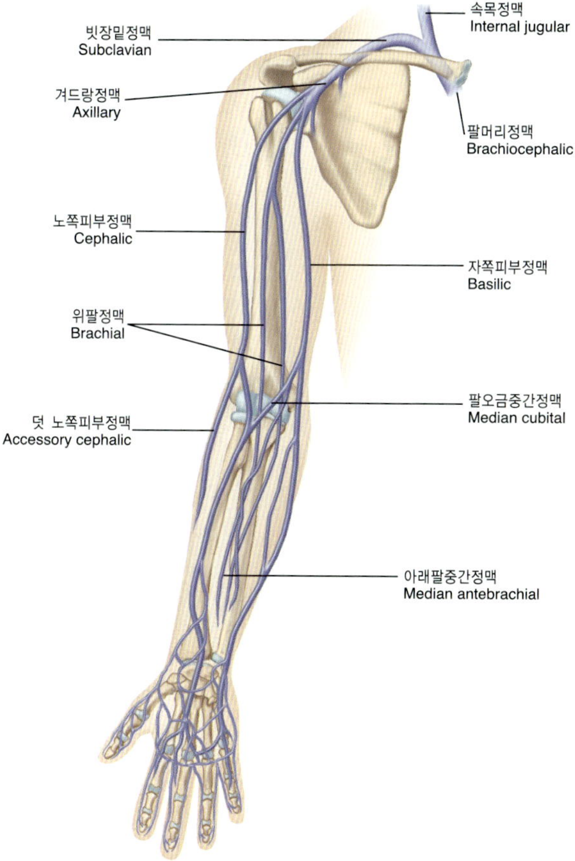
속목정맥
Internal jugular
빗장밑정맥
Subclavian
겨드랑정맥
Axillary
팔머리정맥
Brachiocephalic
노쪽피부정맥
Cephalic
자쪽피부정맥
Basilic
위팔정맥
Brachial
팔오금중간정맥
Median cubital
덧 노쪽피부정맥
Accessory cephalic
아래팔중간정맥
Median antebrachial

팔의 정맥

## 정맥내 수혈

| 수액 종류 | 예 | 기능 |
|---|---|---|
| 등장성 수액 | Lactated Ringer's(LR)<br>생리 식염수(NS) | 혈청과 같은 삼투압을 가지고 부피 증량제로 이용<br>그래서 혈관 안에 머무름<br>저혈압과 저혈량 환자들에게 사용<br>수액 과다의 위험성 때문에 울혈 심장기능상실이나 고혈압 환자에게는 해가 될 수 있음 |
| 저장성 수액 | 0.45% NaCl<br>2.5% dextrose | 삼투압이 혈청보다 작아서 혈청 삼투압을 감소시킨다. 감소된 혈청 삼투압은 간질내로 물이 이동하는 수액의 양을 증가시키고 이것은 세포내로 물이 이동하게 한다.<br>높은 혈청 당이 있는 케톤산증 환자에게 사용가능<br>만약 갑작스런 세포내 수액의 이동이 심혈관내 허탈과 두개내 압상승을 일으킨다면 해롭다. |

정맥내 수혈, 계속

| 수액 종류 | 예 | 기능 |
|---|---|---|
| 고장성 수액 | D5%-.45%NaCl<br>D5% LR<br>D5% NS<br>혈액 제제<br>알부민 | 혈청보다 삼투압이 높아서 세포내, 간질내로부터 혈관내로 수액을 이동시킨다.<br>혈압을 안정화시키고 소변량을 증가시키며, 부종을 감소시키기 위해 사용<br>이미 존재하던 세포 탈수증이 있는 상황에서는 해롭다. |

## 수혈

ABO 호환성 도표

| | 수혈자 적혈구 | | | |
|---|---|---|---|---|
| | A | B | AB | O |
| | 항원 A<br>항체 B | 항원 B<br>항체 A | 항원 A&B<br>항체 없음 | 항원 없음<br>항체 A&B |
| 헌혈자 적혈구 | | | | |
| A | – | + | – | + |
| B | + | – | – | + |
| AB | + | + | – | + |
| O | – | – | – | – |

O = 만능 공혈자 AB+ = 만능 수혈자
"+" = 반응이 나타남 "–" = 반응이 나타나지 않음

### 수혈 부작용

| | 징후 및 증상 | 시기 | 치료 |
|---|---|---|---|
| 급성 용혈성 | 오한, 등통증, 체온상승, 오심, 구토·소변 감소증, 안면홍조, 용혈성 빈혈, 호흡곤란 | 보통 수혈 5~15분 이내 | 수혈중지, 정맥주사 유지, 쇼크 대비, 소변량 감시, 의사에게 알림 |
| 지연 용혈성 | 헤모글로빈 수치 감소, 만성적인 낮은 수준의 열 | 수혈 후 2~21일 후 | 의사에게 알림 |
| 아나필락시스 | 심각한 호흡기와 심장기능상실, 청색증, 저혈압, 오심, 구토, 경련 | 2–5mL의 수혈과 함께 즉시 시작됨 | 수혈중지, 정맥주사 유지, 쇼크 치료, 소생술 준비, 의사에게 알림 |
| 열에 의한 비용혈성 | 열, 용혈성 빈혈, 기침, 오심, 구토 | 주입 후 즉시, 12시간까지 지속 | 수혈중지, 정맥주사 유지, 의사에게 알림 |
| 알레르기, 두드러기 | 피부 발진, 두드러기 | 주입 후 1시간 후 즉시 | 수혈중지, 정맥주사 유지, 의사에게 알림 |

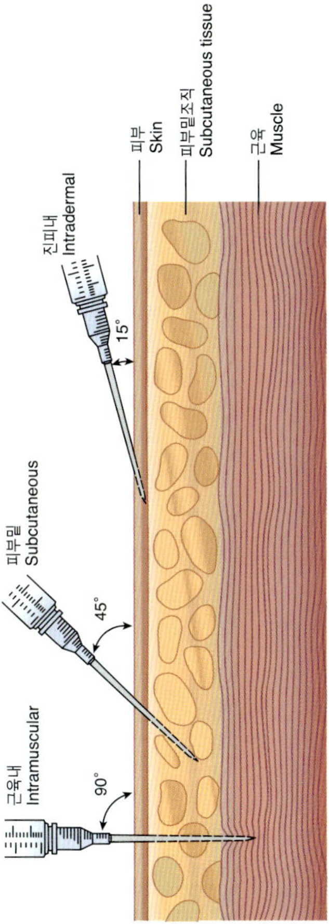
근육내
Intramuscular
90°
피부밑
Subcutaneous
45°
진피내
Intradermal
15°
피부
Skin
피부밑조직
Subcutaneous tissue
근육
Muscle

주사술기

## 진피내, 피부밑, 근육내

| | 부위 | 게이지와 길이 | 각도 | 용량 |
|---|---|---|---|---|
| 진피내 (ID) | 아래팔 안쪽, 가슴, 등 | 27–30g, 1/4–3/8" | 10–15 정도 | 0.1–0.2mL |
| 피부밑 (SC) | 위팔 바깥쪽, 허벅지 앞쪽, 배 | 25–28g, 5/8" | 90 정도<br>45 정도<br>아주 마른 환자 | 0.5–1mL |
| 근육내 (IM) | 엉덩이, 허벅지, 어깨세모근 | 23g<br>1 1/2"g, | 90 정도 | 3mL 이상<br>어깨세모근에는 1mL |

## 용량 계산

| | 예 |
|---|---|
| 입안 및 비경구 투여<br>(OD/AD)×U = DA<br>OD = 처방용량<br>AD = 사용가능한 약물<br>U = 알약, mL와 같은 단위<br>DA = 관리 용량 | 입안용량:<br>75mg 처방<br>가능한 약= 50mg tab<br>$\frac{75mg(OD)}{50mg(AD)} \times 1tab(U) = 1.5tabs$<br>비경구적 용량<br>350mg 처방<br>가능한 약물 = 500mg/1mL<br>$\frac{350mg(AD)}{500mg(AD)} \times 1mL(U) = .70mL$ |
| 정맥투여량 계산<br>방울/분 = Gtt/분<br>$\frac{용적 \times 방울수}{분} = 방울/분$<br>방울수/분 (예 10/분, 20/분)<br>초과주입<br>(용량/시간)×(방울 속도/60분당 시간)<br>= Gtt/분 = 방울/분<br>용액 농도:<br>$\frac{약물\ 용량}{용액\ 용량} = 농도$ | 방울/분:<br>처방은 100mL를 30분 이상 동안<br>$\frac{100(volume) \times 10(drip\ factor)}{30min} =$<br>33gtt/min<br>시간을 계산하여 주입:<br>처방은 1,000mL를 6시간 이상 동안<br>$\frac{1,000mL(volume)}{6(hr)} \times \frac{10(drip\ rate)}{60min} =$<br>28gtt/min<br>처방은 500mL 안에 1,000mg<br>수식임<br>$\frac{1,000mg(dose)}{500mL(AD)} = 2mg/mL$ |

### 분당 방울 수에 대한 정맥 수액 비율

| mL/hr | 50 | 75 | 80 | 100 | 125 | 150 | 175 | 200 | 250 |
|---|---|---|---|---|---|---|---|---|---|
| **10gtt** | 8 | 13 | 13 | 17 | 21 | 25 | 29 | 33 | 42 |
| **15gtt** | 12 | 19 | 20 | 25 | 31 | 37 | 44 | 50 | 62 |
| **60gtt** | 50 | 75 | 80 | 100 | 125 | 150 | 175 | 200 | 250 |

## 약물투여

### 5가지 올바른 것

| 즉시 | 확인 |
|---|---|
| 올바른 환자 | 환자 차트 확인 |
| 올바른 약물 | 처방전 및 지침을 확인 |
| 올바른 용량 | 처방전 확인 |
| 올바른 시간 | 환자에게 복용시간 다시 확인 |
| 올바른 경로 | 처방전과 지침을 확인 |

### TACT를 생각한다

T – 치료 효과(Therapeutic effect)
A – 부작용(Adverse reactions)
C – 금기(Contraindications)
T – 독성/과다용량(Toxicity/overdose)

## 경로에 따른 흡수 비율

| 투약 경로 | 약물이 효과를 나타내기까지의 시간* |
|---|---|
| 국소적 | 수 시간에서 수일 |
| 입 | 30-90분 |
| 곧창자 | 5-30분(예측불가) |
| 피부밑주사 | 15-30분 |
| 근육주사 | 10-20분 |
| 혀밑 알약 | 3-5분 |
| 혀밑 주입 | 3분 |
| 흡입 | 3분 |
| 기관내 | 3분 |
| 골내 | 60초 |
| 정맥내 | 30-60초 |
| 심장내 | 15초 |

* 정상적인 재관류와 건강한 사람에서

## SAFE 약물투여를 실행한다

S - **요약하면** 다섯 가지 올바른 것이 모두 정확한지 확인한다.

A - **알레르기**를 확인한다. 약물 투여 전 활력징후와 환자의 상태를 평가한다. 투약 시기 및 흡입, 근육내, 피부밑 주사(예외 인슐린, 헤파린)로 주입할지 **결정한다.**

F - **처방**을 고려한다(당신이 **복용량**이나 속도를 올바르게 계산하였는지 의약품집 등을 참고한다).

E - **약물**의 효과를 **평가한다**(통증완화, 부작용, 활력징후 변화).

## 흔히 사용되는 약물명

| 종류 | 약물 끝에 붙는 단어 |
|---|---|
| 진통제 | –done |
| 마취제 | –caine |
| 항불안제 | –iam, –pam |
| 항생제 | –cillin, –micin, –mycin, –oxacin |
| 고지혈증치료제 | –statin |
| 항 궤양 | –dine |
| 항 바이러스 | –vir |
| 고혈압약 | –pril |
| $\beta$ 차단제 | –olol |
| 이뇨제 | –mide, –zide |
| 경구용 혈당 강하제 | –ide |
| 신경근 차단 | –nium |
| 코르티코스테로이드 | –sone |

## 처방에 흔히 사용되는 라틴어

| 라틴어 | 약자 | 의미 |
|---|---|---|
| ante cibum | ac | 식전 |
| bis in die | bid | 1일 2회 |
| gutta | gt | 방울 |
| hora somni | hs | 취침시에 |
| oculus dexter | od | 오른쪽 눈 |
| oculus sinister | os | 왼쪽 눈 |
| per os | po | 입으로 |
| post cibum | pc | 식후 |
| pro re nata | prn | 필요시 |
| quaque 3 hora | q3h | 3시간마다 |
| quaque die | qd | 매일 |
| quater in die | qid | 1일 4회 |
| ter in die | tid | 1일 3회 |
| †, ††, 또는 ††† | | 1알, 2알, 3알 같은 투여형태 |

**전문응급구조사의 약물 가이드**(성인 투여량은 괄호 안에 표기)

| 구분 | 일반적인 약품/제품명 |
|---|---|
| 흡착제 | *활성탄(Actidose) [1–2g/kg을 PO 또는 NTG]* |
| 진통제 | 펜타닐 (서블리마제)<br>메페리딘 (데메롤)<br>모르핀 (Astramorph/PF) [2–4 mg IV]<br>날부핀 (누바인)<br>질소산화물:산소 (50:50) (나이트록스)<br>*Salicylates (예 아스피린) [씹을 수 있는 162–324mg]* |
| ACE 억제제 | enalapril (Vasotec)<br>enzyme captopril (Capoten)<br>lisinopril (Zestril, Prinivil)<br>ramipril (Altace) |
| 길항제 | naloxone (Narcan) [0.42–2mg IV/IM/SQ 효과가 있을 때 까지 적정량] |
| 마취제 | thiopental sodium (Pentothal)<br>hexobarbital<br>methohexital (Brevital)<br>amobarbital (Amytal)<br>butabarbital (Butissol, Fiorinal)<br>Topical<br>*—Benzocaine spray (Hurricaine) [0.5–1초간 분무]* |
| 항불안제, 진정제 및 수면제 | hydroxyzine (Athrax,Vistaril)<br>Benzodiazepines<br>*—midazolam (Versed) [2–2.5 mg IV]*<br>*—diazepam (Valium) [5–15 mg IV]*<br>Barbiturates<br>*—thiopental (Pentothal) [3–5 mg/kg]*<br>Nonbarbiturate hypnotics<br>*—etomidate (Amidate) [0.2–0.6 mg/kg IV]*<br>*—propofol (Diprivan) [2–2.5 mg/kg IV]* |

전문응급구조사의 약물 가이드, 계속

| 구분 | 일반적인 약품/제품명 |
|---|---|
| 항부정맥제 | *amiodarone (Cordarone) [심정지시 300mg IV]*<br>bretylium tosylate (Bretylol)<br>ibutilide (Corvert)<br>lidocaine HCl (2%) (Lidocaine) ) [심정지시 1-.1.5mg/kg IV/IO]<br>procainamide (Pronestyl)<br>propranolol (Inderal)<br>verapamil (Isopin) |
| 항응고제 | Heparin sodium<br>unfractionated (UFH)<br>저분자 중량<br>—enoxaparin (Lovenox) |
| 항콜린제 | atropine sulfate (Atropine) [서맥에서 매 3-5분마다 0.5mg IV, 최대치는 0.4mg/kg, 심장 무수축 또는 PEA 시 1mg IV/IO으로 최대 3회까지]<br>diphenhydramine (Benadryl) [25-50mg IV] |
| 항경련제 | diazepam (Valium) [5-10 mg IV]<br>lorazepam (Ativan)<br>phenobarbital (Luminal)<br>phenytoin (Dilantin) |
| 항당뇨제 | 인슐린<br>—빠른 작용 인슐린<br>—NPH<br>—초지연성 인슐린<br>—Humulin |
| 해독제 | Amyl nitrate, sodium nitrate, sodium thiosulfate (Cyanide antidote kit) |
| 항구토제 | hydroxyzine (Athrax,Vistaril)<br>*promethazine (Phenegon) [12.5-25mg IM)* |
| 항히스타민제 | Clonidine (Catapres TTS)<br>*diahenhydramine (Benadryl) [25-50mg IV]*<br>guanabenz acetate (Guanabenz, Procardia)<br>hydrochlorothiazide (HCTZ, Hydrodiuril) |

(계속)

전문응급구조사의 약물 가이드, 계속

| 구분 | 일반적인 약품/제품명 |
|---|---|
| | hydroxyzine HCl (Apresoline, Athrax,Vistaril)<br>methyldopa (Aldoment)<br>nifedipine (Adalat,Wytensin )<br>*promethazine (Phenergan) [12.5–25 mg IM]*<br>triamterene HCTZ (Dyazide) |
| Antihyperlipidemics | Statins<br>—atorvastatin (Lipitor)<br>—cerivastatin (Baycol)<br>—rosovastatin (Crestor)<br>—simvastatin (Zocor) |
| 항고혈압제 | 선택적 $\alpha$ 아드레날린 및 비선택적 $\beta$ 아드레날린 차단제<br>—labetalol (Normodyne,Trandate) |
| 항염증제 | *Salicylates (예 아스피린) [씹을 수 있는 162–324mg]*<br>Methylprednisolone (Solu-Medrol)<br>비스테로이드계열 항염증약물(NSAID)<br>—Ibuprofen (Advil, Motrin,Nuprin, Medipren, Brufen,Nurofen)<br>Ketorolac tromethamine (Toradol IM)<br>Para-aminophenol 유도체<br>—lacetaminophen (타이레놀) |
| 항혈소판제 | tirofiban (Aggrastast)<br>eptifibatide (Integrilin)<br>abciximab (Reopro)<br>clopidogrel (Plavix) |
| 항정신병제 | *haloperidol (Haldol) [2–5mg IM]* |
| Benzodiazepine 수용체 차단제 | flumazenil (Mazicon)<br>lorazepam (Ativan) |
| Beta 차단제 | atenolol (Tenormin)<br>esmolol HCl (Brevibloc)<br>labetalol HCl (Normodyne)<br>metoprolol tartrate (Lopressor, Metoprolol)<br>propranolol HCl (Inderal) |

(계속)

전문응급구조사의 약물 가이드, 계속

| 구분 | 일반적인 약품/제품명 |
|---|---|
| 기관지확장제 | 교감신경흥분제 (β-2 특수성)<br>—알부테롤 (Proventil, Ventilin) [2.5mL 식염수에 2.5mg/분무기]<br>—metaproterenol 5% (Alupent)<br>—terbutaline (Brethine)<br>isoetharine (Bronchosol, Bronkometer)<br>xanthines<br>—aminophylline (Truphylline, Aminoporal, Phyllocontin)<br>—caffeine (Vivarin, NoDoz) |
| 칼슘채널차단제 | diltiazem HCl (Cardizen, Lyo-ject) [0.25mg/kg IV]<br>nifedipine (Procardia)<br>verapamil (Isoptin, Verelan, Calan, Bosoptin) |
| 탄수화물 | Dextrose ($D_{50}$) [12.5g-25g IV] |
| 콜린에스테라아제 재활성화제 | pralidoxime chloride (2-PAM Chloride, Photopam) |
| CNS 진정제 | lorazepam (Ativan)<br>trizolam (Halcion)<br>chlordiazepixide (Librium)<br>alprazolam (Xanax)<br>zolpidem 적정 (Ambien) |
| CNS 자극제 | methyphenidate (Ritalin) |
| 코르티코스테로이드 | *dexmethasone (Decadron, Hexadrol) [10-100mg IV]*<br>hydrocortisone sodium succinate (Solu-Cortef) |
| 충혈제거제 | pseudoephedrine HCl (Bromaline PED, Genaphed, Pseudophed, Sudafed) |
| 이뇨제 | 루프<br>—furosemide (Lasix) [1-2분 이상 0.5-1mg/kg IV]<br>삼투성<br>—mannitol 20% (Osmitrol) |

(계속)

**전문응급구조사의 약물 가이드, 계속**

| 구분 | 일반적인 약품/제품명 |
|---|---|
| 전해질 | *염화칼슘 [과칼륨혈증 및 칼슘채널차단제 과용에 10% 용액 5–10mL]*<br>글루콘산 칼슘 (CaGluc)<br>황산마그네슘 [Torsades de Pointes가 있는 심정지에 5–20분 이상 10mL에 1–2g 희석한 것을 IV/IO]<br>sodium bicarbonate [1mEq/kg IV] |
| 구토제 | ipecac 시럽 [30mL PO] |
| 내분비계 약물 | 갑상선기능저하증<br>—levothyroxine (Synthroid)<br>이자<br>—저혈당 약물<br>· thiazolidinediones<br>· buguanides<br>metformin HCl (Glucophage, Riomet) |
| Endogenous nucleotide | *Adenosine (Adenocard) [6mg IV, 그 후 12mg IV]* |
| 안약 | 항녹내장 약물<br>—demacarium (Humorsol)<br>—echothiophate iodide (Phospholine Iodide)<br>—isoflurophate (Floropryl)<br>동공확장제<br>—tropicamide (Mydriacyl)<br>—cyclopentolate (Cyclogyl)<br>—topical atropine<br>—tetracaine (Pontocaine) |
| 섬유소용해제 | streptokinase (Streptase)<br>조직 플라스미노겐 활성제(T-PA, Recombinant, Alteplase, Activase)<br>reteplase recombinant (Retavase)<br>tenecteplase(TNKase) |
| 위장계 작용제 | promethazine (Phenergan)<br>rochlorperazine (Compazine)<br>metoclopramide (Regian)<br>trimethobenzamide (Tigan) |

(계속)

전문응급구조사의 약물 가이드, 계속

| 구분 | 일반적인 약품/제품명 |
|---|---|
| | ondansetron (Zofran)<br>cimetidine (Tagamet)<br>esomeprazole (Nexium) |
| 당단백질 IIb/IIa 억제제 | abciximab (ReoPro)<br>eptifibatide (Integrilin)<br>tirofiban (Aggrastat) |
| 고혈당 작용제 | Glucagon [0.5–1mg IM 또는 약물주사 후 3mg IV]<br>경구포도당 (Glucola, Intra-Glucose) [상태호전이 있을 때까지 조금씩 마시게 함] |
| 감염성 질병 작용제 | 항말라리아제<br>—mefloquine hydrochloride (Larium 및 Mephaquin)<br>항결핵제<br>—isoniazid/pyrazinamide/rifampin (Rifater, Nydrazid)<br>—ethambutol (Myambutol) |
| 수축촉진제 | digoxin (Lanoxin) |
| 출산 | 호르몬<br>—oxytocin (Pitocin)<br>terbutaline (Brethaire INA) |
| 마비 | 탈분극 근신경 차단제<br>—*succinycholine (Anectine) [1–2mg/kg 또는 2–4mg/kg IM]*<br>비탈분극 근신경 차단제<br>—*vecuronium (Norcuron) [0.1–0.2mg/kg IV]*<br>*rocuronium (Zemuron) [0.6–1.2mg/kg IV]*<br>pancuronium |
| 포스포테리아제<br>효소억제제 | inamrinone (Inocor)<br>milrone (Primacor) |
| 생식계통 작용제 | 발기부전 phosphodiesterase 억제제<br>—sildenafil (Viagra)<br>—vardenafil (Levitra)<br>—tadalafil (Cialis) |

(계속)

전문응급구조사의 약물 가이드, 계속

| 구분 | 일반적인 약품/제품명 |
|---|---|
| 교감신경작용제 | *에피네프린 (아드레날린, EpiPen) [아나필락시스에는 1:1,000 SC 0.3–0.5mg 또는 1:10,000 IV 0.3–0.5mg, 심정지에는 3–5분마다 1:10,000 IV/IO 1mg]*<br>epinephrine racemic (Micronefrin, Vaponefrin)<br>norepinephrine (Levophed, Levarterenol)<br>*도파민 (인트로핀) [반응이 있을 때까지 적정된 것으로 2–20μg/kg/분]*<br>*dobutamine (Dobutrex) [2–20μg/kg/분]*<br>*isoproterenol (Isuprel)* |
| 삼환계 항우울제 | amitriptyline (Elavil,Tryptanol, Endep, Elatrol,Tryptizol)<br>amoxapine (Asendin)<br>doxepin HCl (Doxepin)<br>imipramine HCl (Tofranil)<br>nortriptyline (Pamelor, Aventyl) |
| 혈관확장제 | vasopressin [심정지에 40U IV/IO] |
| 비타민 | thiamine [느리게 100mg IV] |

## 약물 치료 및 독성학

| 약물 | 유지용량범위 | 일반적인 문제 | 독성 치료 |
|---|---|---|---|
| **항부정맥제** | | | |
| Digoxin | 0.125–0.300mg/d | 독성 : 시야 흐릿함, 건너뜀과 함께 느린 심장박동 | Digibind |
| Quinidine | 200–300mg PO tid/qid | 넓어진 QRS compelx | |
| **항경련제** | | | |
| Carbamazepine | 800–1,200mg/d | 혈액학적 부작용 | |
| Phenobarbital | 100–300mg/d | 호흡/중추신경계 기능 저하 | |
| Phenytoin | 300mg/d | 초기 독성으로 인한 눈떨림 | |
| Primidone | 250mg PO tid/qid | 졸음, 어지러움, 운동실조 | |
| Valproic acid | <60mg/kg/d | 혼수, 폐부종 | |
| **항조증제** | | | |
| Lithium | 300mg PO tid–qid | 구토, 다뇨증, 떨림 | 생리식염수 IV |

(계속)

약물치료 및 독성학 , 계속

| 약물 | 유지용량범위 | 일반적인 문제 | 독성 치료 |
|---|---|---|---|
| **β-차단제** | | | |
| Labetalol | 200–400mg PO bid | 기관지경련 | Glucagon |
| Propranolol | | 기관지경련 | Glucagon |
| 협심증 | 160–320mg/d | 느린맥 및 기관지경련 | Glucagon |
| 고혈압 | 160–480mg/d | 느린맥 및 기관지경련 | Glucagon |
| 부정맥 | 10–30mg PO tid/qid | 느린맥 및 기관지경련 | Glucagon |
| **벤조디아제핀** | | | |
| Diazepam | 15–30mg/d | 호흡정지 | Flumazenil |
| **Ca++ 채널차단제** | | | |
| Dilitiazem | 180–360mg/d | 저혈압 | $Ca^{++}Cl^{-}$, Glucagon |
| Nifedipine | 30–90mg/d | 두통, 저혈압 | $Ca^{++}Cl^{-}$, Glucagon |
| Verapamil | | AV 차단 | $Ca^{++}Cl^{-}$, Glucagon |
| 협심증 | 320–480mg/d | | $Ca^{++}Cl^{-}$, Glucagon |
| 고혈압 | <480mg/d | | $Ca^{++}Cl^{-}$, Glucagon |
| Re-entry SVT | 240–480mg/d | | |

약물치료 및 독성학, 계속

| | | | |
|---|---|---|---|
| Acetaminophen | <4 g/d | 복부통증, 오심, 구토, 간독성 | *N*-acetylcysteine |
| Aspirin | | 위장의 불편감, 과환기, 구토, 저칼륨혈증 | 탈수, 전해질교체, 소변의 알칼리화 |
| MI 예방 | 80–325mg/d | | |
| TIA 예방 | 650mg PO bid | | |
| Heparin | 5,000U 피하 | 출혈, 과한 항응고 | Protamine |
| 색전증 예방 | q8–12h | | |
| Theophyllne | 100–300mg PO tid/qid | 저혈압, 부정맥 | |
| Warfarin | 2–10mg PO qid | 출혈, 과도한 항응고 | Phytonadione |

(계속)

**약물치료 및 독성학, 계속**

| 약물 | 유지용량범위 | 일반적인 문제점 | 독성치료 |
|---|---|---|---|
| **삼환계 항우울제** | | | |
| Maprotiline | <300mg/d | 항콜린성 부작용, 저혈압, 부정맥 또는 심장차단, 의식변화 | Bicarbonate |
| **삼환계 항우울제*** | | | |
| Amitriptyline | 30–50mg PO qhs에서 최대 300mg qhs까지 | 항콜린성 부작용, 저혈압, 부정맥 또는 심장차단, 의식변화 | 지지요법 |
| Amoxapine | 150mg PO qhs | 항콜린성 부작용, 저혈압, 부정맥 또는 심장차단, 의식변화 | 지지요법 |
| Desipramine | 150–300mg/d | 항콜린성 부작용, 저혈압, 부정맥 또는 심장차단, 의식변화 | 지지요법 |
| Doxepin | 150–300mg/d | 항콜린성 부작용, 저혈압, 부정맥 또는 심장차단, 의식변화 | 지지요법 |
| Imipramine | <300mg/d | 항콜린성 부작용, 저혈압, 부정맥 또는 | 지지요법 |
| Nortriptyline | 하루에 25mg PO tid–qid에서 300mg 까지 | 항콜린성 부작용, 저혈압, 부정맥 또는 심장차단, 의식변화 | 지지요법 |
| Protriptyline | <60mg/d | 항콜린성 부작용, 저혈압, 부정맥 또는 심장차단, 의식변화 | 지지요법 |

*참고 : TCA 과용 : Flumazenil(Romazicon) 및 physostigmine은 드물게 사용하며 약물과용의 처치에서는 금기가 될 수 있다. 왜냐하면 이 둘은 발작을 야기할 수 있기 때문이다. 처치는 보통 지지적으로 한다.

## 적절한 진정

모든 환자에게 진정시키기 전에 산소 공급과 산소포화도를 확인해야 한다.

benzodiazepine의 길항제는 Flumazenil, 아편(opioid)의 길항제는 Naloxone이다.

| 약물이름 | 용량 |
|---|---|
| *Benzodiazepines계 약물* | |
| Midazolam | 2분 동안 0.5-2mg을 천천히 정맥주사, 필요할 때마다 2분에 1mg씩 |
| Lorazepam | 2분 동안 0.5-2mg을 천천히 정맥주사, 충분히 진정될 때까지 15-20분마다 반복, 필요 시 2시간마다 |
| Diazepam | 5mg 천천히 정맥주사, 필요하다면 절반 용량으로 반복 |
| *아편계 약물*(opioid) | |
| Morphine | 2-3mg 즉시 정맥주사, 필요 시 |
| Meperidine | 25-50mg 즉시 정맥주사, 필요 시 |
| Fentanyl | 9µg/kg/h를 초과, 0.7µg/kg 이상 증가해서도 안 된다. 최대용량은 50µg이다. |

참고 : 모든 benzodiazepine은 호흡정지를 피하기 위해 천천히 정맥주사해야 한다. 보통 적절한 진정작용은 환자가 심장과 호흡기의 기능을 유지하고, 언어나 촉각에 적절히 반응해야 한다. 적당히 진정된 환자는 혼자 관리가 가능하다. 전체적인 활력징후를 관찰 함(호흡수, 맥박수, 의식상태, 심전도, 산소포화도).

(계속)

적절한 진정, 계속

## 환자 제외 기준

환자가 말초신경 차단, 국소 마취 또는 산소와 함께 산화질소 가스를 공급받고 있다.

필요한 안정을 취하기 위해서 언어, 촉각에 대한 의도적인 반응이 모두 없어질 만큼의 양이 필요한 경우

일반적인 마취를 시행할 수술 전 환자.
화학적 금기제 사용이 고려될 때.

## 길항제 사용 기준

분당 호흡수가 10회 미만이거나 확실히 기도유지를 할 수 없는 상황

팔다리 말단부에서 측정한 산소포화도가 산소공급에도 불구하고 90% 이하

최소한 90% 산소포화도를 유지하기 위해서 필요한 산소양이 8L/min 이상

수축기나 이완기 혈압의 변동 폭이 기준으로부터 25%일 때

정상 심박수의 변동 폭이 아닌 한 분당 심박수가 50 이하거나 100 이상일 때

물리적, 언어적 자극에 의도적인 반응이 불가능할 때

참고 : 적당한 진정을 유도한 진통 마취제에 급성 길항제 사용은 통증, 고혈압, 빠른맥, 폐부종을 유발할 수 있다.

SECTION 5

# 의학: 신경 및 행동

Medical: Neuro and Behavioral

CONTENTS



참고 : 신경계 외상은 이 책의 외상 부분에 있음

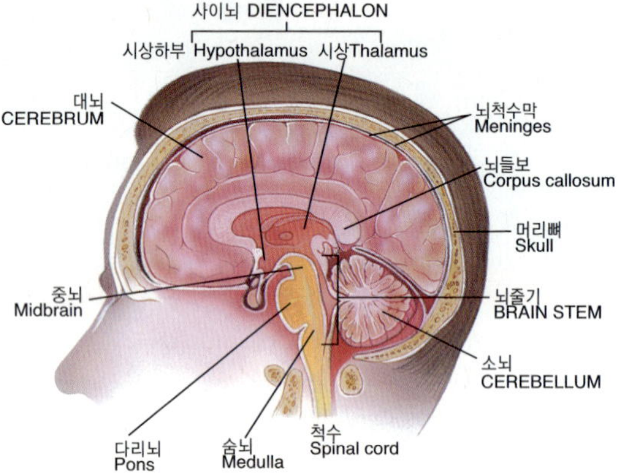
사이뇌 DIENCEPHALON
시상하부 Hypothalamus
시상Thalamus
대뇌
CEREBRUM
뇌척수막
Meninges
뇌들보
Corpus callosum
머리뼈
Skull
중뇌
Midbrain
뇌줄기
BRAIN STEM
소뇌
CEREBELLUM
다리뇌
Pons
숨뇌
Medulla
척수
Spinal cord

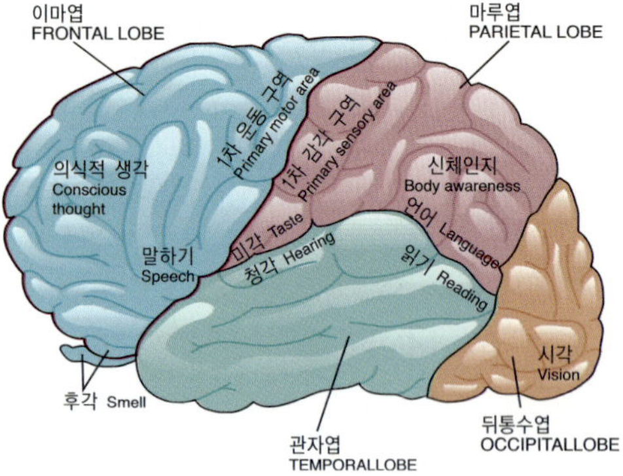
이마엽
FRONTAL LOBE
마루엽
PARIETAL LOBE
1차 운동 구역
Primary motor area
1차 감각 구역
Primary sensory area
의식적 생각
Conscious thought
신체인지
Body awareness
언어 Language
미각 Taste
말하기
Speech
청각 Hearing
읽기 Reading
시각
Vision
후각 Smell
관자엽
TEMPORALLOBE
뒤통수엽
OCCIPITALLOBE

뇌 (Brain)

## 뇌신경 기능

| 뇌신경 | 기억하기 위한 약자 | 기능적 분류 | 기능 |
|---|---|---|---|
| **후각신경(I)** | On | 감각 | 후각과 해석 |
| **시각신경(II)** | Old | 감각 | 시력과 시야 |
| **눈 돌림 신경(III)** | Olympus's | 운동 | 눈바깥 운동, 눈꺼풀 들기, 동공 수축, 수정체 모양 |
| **도르래신경(IV)** | Towering | 운동 | 아래쪽과 안쪽으로 안구 운동 |
| **삼차신경(V)** | Tops | 감각 운동 | 얼굴, 머리 덮개, 각막, 입안과 코안 점막의 감각 |
| | | 운동 | 턱의 씹는 운동 |
| **갓돌림신경(VI)** | A | 운동 | 눈의 가쪽 운동 |
| **얼굴신경(VII)** | Finn | 감각 | 혀 앞쪽 2/3의 맛 |
| | | 운동 | 얼굴 운동, 눈 감기, 입술로 말하기 |

(계속)

뇌신경 기능, 계속

| 뇌신경 | 기억하기 위한 약자 | 기능적 분류 | 기능 |
|---|---|---|---|
| **속귀신경(VIII)** | And | 감각 | 청각과 균형감각 |
| **혀인두신경(IX)** | German | 감각 | 혀 뒤쪽 1/3의 맛, 구역질 반사, 고막과 이도에서 오는 감각 |
| | | 운동 | 삼키는 것과 발성 |
| **미주신경(X)** | Viewed | 감각<br>운동 | 인두와 내장, 목동맥토리, 동맥동에서 오는 감각 |
| **더부신경(XI)** | Some | 운동 | 등세모근, 목빗근의 운동 |
| **혀밑신경(XII)** | Hops | 운동 | 말하기 위한 혀 운동, 발음 조절, 삼키기 |

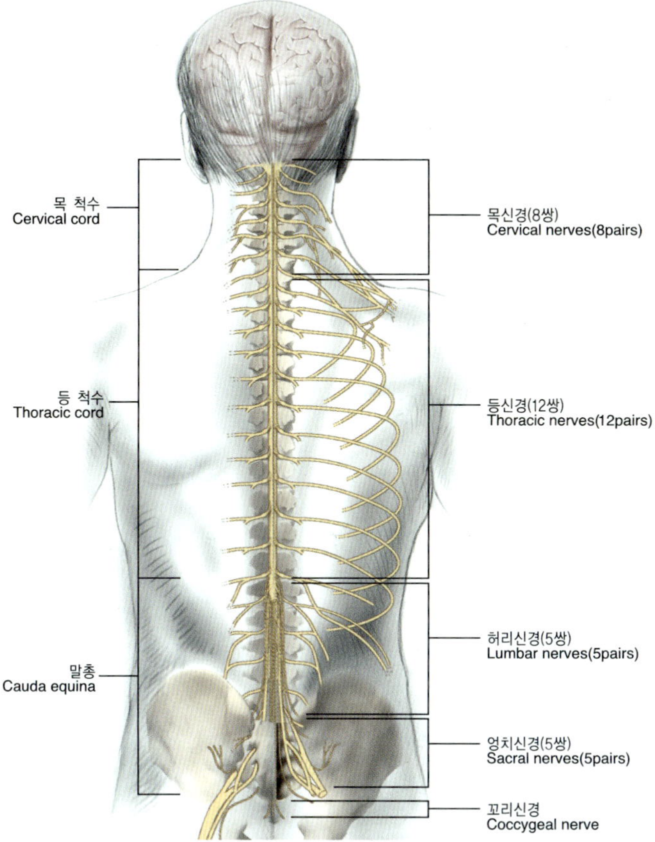


척수 (Spinal Cord)

## 피부분절

C5 : 빗장뼈
C5–7 : 팔 바깥쪽
C8–T1 : 팔 안쪽
C6 : 엄지손가락
C6–8 : 손
C8 : 반지손가락과 새끼손가락

T4 : 젖꼭지 높이
T7 : 칼돌기, 명치부위
T10 : 배꼽
T12 : 샅고랑부위

L1–4 : 다리 앞쪽과 안쪽
L4–5, S1 : 발
L4 : 엄지발가락 안쪽
L5, S1–2 : 다리 뒤쪽과 바깥쪽
S1 : 발 바깥쪽과 새끼발가락
S2–4 : 회음부

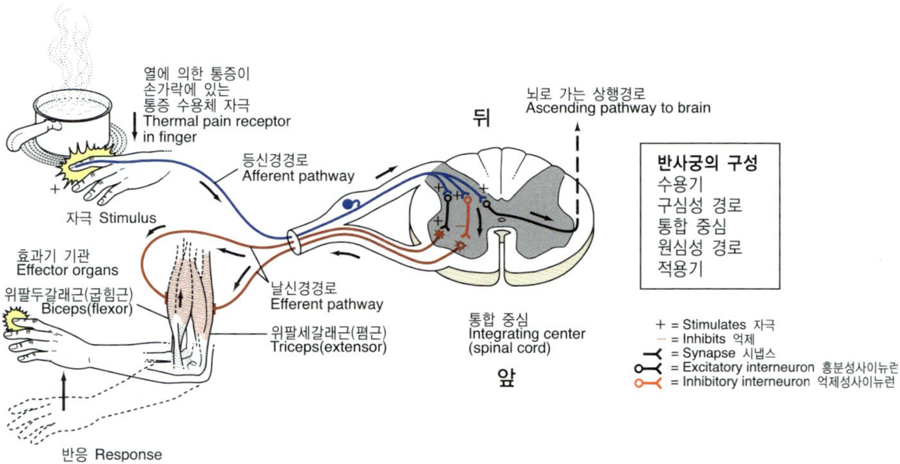
열에 의한 통증이
손가락에 있는
통증 수용체 자극
Thermal pain receptor
in finger
자극 Stimulus
등신경경로
Afferent pathway
뒤
뇌로 가는 상행경로
Ascending pathway to brain
반사궁의 구성
수용기
구심성 경로
통합 중심
원심성 경로
적용기
효과기 기관
Effector organs
위팔두갈래근(굽힘근)
Biceps(flexor)
날신경경로
Efferent pathway
위팔세갈래근(폄근)
Triceps(extensor)
통합 중심
Integrating center
(spinal cord)
앞
반응 Response
+ = Stimulates 자극
– = Inhibits 억제
= Synapse 시냅스
= Excitatory interneuron 흥분성사이뉴런
= Inhibitory interneuron 억제성사이뉴런

반사활의 구성요소

## 4가지 주요 반사

| 반사 | 척수신경 뿌리 높이 | 반사를 일으키는 근육 |
|---|---|---|
| 위팔두갈래근 | C5, C6 | 위팔두갈래근 |
| 위팔세갈래근 | C7, C8 | 위팔세갈래근 |
| 무릎반사 | L2, L3, L4 | 넙다리네갈래근 |
| 발목반사 | S1 | 장딴지근 |

## 척수신경 운동 수준

| Level | 정상기능 |
|---|---|
| C4 | 자발호흡 |
| C5 | 어깨 벌림, 어깨 움츠리기 |
| C6 | 뒤침, 손목 폄 |
| C7 | 손목 굽힘 |
| C8–T1 | 손가락 벌림, 모음 |
| T2–T12 | 호흡보조근, 배근육 |
| L1–L2 | 엉덩이 굽힘 |
| L2–L4 | 엉덩이 모음 |
| L5 | 발등 굽힘 |
| S1–S2 | 발바닥 굽힘 |

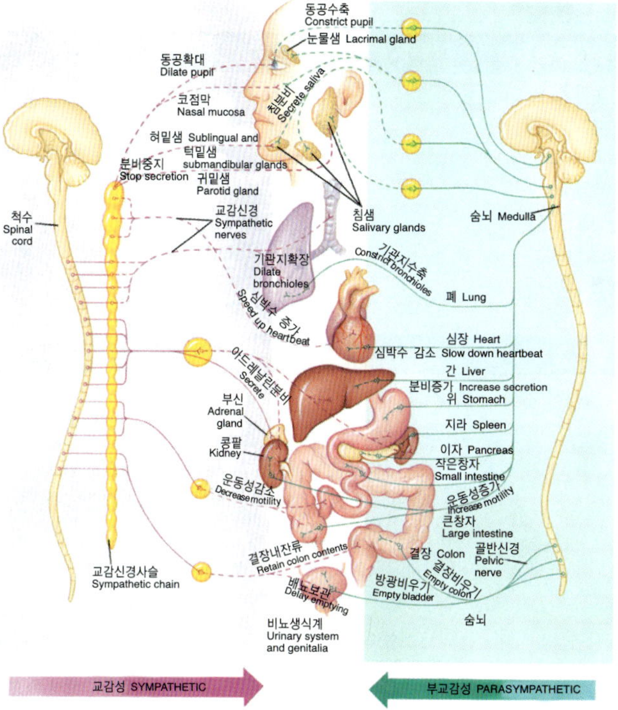


신경계 (Nervous System)

## 발작

### 발작의 원인

| | |
|---|---|
| 아동학대 | 저산소증 |
| 전해질불균형 | 약물 |
| 열 | 중독 |
| 저혈당 | 과거 발작 질환 |
| 원인불명 | 환각제 |
| 감염 | 외상 |
| 섭취 | |

### 발작 분류

| 일반적 발작 | 특징 |
|---|---|
| 소발작 | • 소발작은 환자의 의식이 잠시 소실되는 동안 운동조절 기능이 상실되어 눈 깜박임이나 입술 떨림이 발생할 수 있다.<br>• 대부분의 4-12세 사이의 어린이에서 발생하며 드물게는 20세 이후에 발생할 수 있다.<br>• 일반적으로 15초 미만 발생하고 이후 바로 의식이 정상으로 회복된다. |
| 대발작 | • 의식 소실 후 바로 근육이 수축하여 급격한 경련을 일으킨다.<br>• 환자에게 발작 조짐으로 이상한 맛, 냄새, 비정상적인 감각이 나타날 수 있다.<br>• 어느 연령에서나 발생 가능<br>• 몇 분 정도 지속되며 발작과 발작 사이에 정상으로 돌아오지 않고 연달아 발작이 생기는 수도 있다.<br>• 전형적으로 발작 후 환자가 혼란 상태에 빠지고, 졸음, 불안, 초조, 우울, 공격적인 행동 등의 증상을 보인다. |

발작 분류, 계속

| 부분 발작 | 특징 |
| --- | --- |
| 단순부분 발작 | • 국소운동발작 혹은 'jacksonian march' 발작이라고 불린다.<br>• 신체 한 부분에 국한된 긴장성/간대성 활동이 특징이며, 전신성으로 진행할 수 있다.<br>• 전조 증상이 없거나, 의식소실과 관련되어 있다. |
| 복합부분 발작 | • 관자엽 혹은 정신운동 발작이라고 한다.<br>• 행동에 변화가 온다(기분변화, 분노).<br>• 전조증상이 있다.<br>• 보통 1~2분 발작이 지속되고 그 이후에는 빠르게 정상으로 회복된다. |

## 정신상태 변화

| | | | |
| --- | --- | --- | --- |
| A | 알코올 (Alcohol) | T | 외상 (Trauma) |
| E | 간질 (Epilepsy) | I | 감염 (Infection) |
| I | 인슐린 (Insulin) | P | 정신의학 (Psychiatric) |
| O | 아편제/과도한 약물 사용 (Opiates/overdose) | S | 경질막밑 (Subdural) |
| U | 요독증 (Uremia) | | |

## 두개내압 상승

### 증상 및 증후

- 두통, 의식변화
- 행동변화
- 과민성
- 복시
- 반불완전마비
- 발작
- 동안신경 결손
- 심박동수 감소(초기)
- 심박동수 증가(후기)
- 호흡수 감소
- 눈부심
- 구토
- 눈부심
- 영아의 숫구멍 팽창
- 비대칭 동공
- 수축기 혈압 상승

### 병원 외 및 병원 내 치료

- ABC' s와 척추 손상에 대한 예방을 시행한다.
- 백-밸브마스크를 이용해 환기를 시행하며 평가한다.
- 정맥라인을 확보한다.
- 신경학적 평가와 활력징후를 평가한다.
- 다음 약물을 포함
  - 항경련제
  - 진정제
  - 골격근 이완제[신경근육성 봉쇄 약물]
  - 코티코스테로이드
  - 삼투성 이뇨제
- 만약, 두개내압 상승, 과다호흡이 있으면 지도의사의 지시를 따른다.

## 뇌졸중

### 신시내티 병원 전 뇌졸중 척도(Cincinnati prehospital stroke scale)

| 검사 | 정상 | 비정상 |
|---|---|---|
| 얼굴 처짐 : 환자에게 웃어 보거나 치아를 보이게 함 | 얼굴의 양측이 같이 움직임 | 얼굴의 편측이 반대쪽처럼 잘 움직여지지 않음 |
| 팔 처짐 : 환자에게 앞으로 나란히 하게 팔을 들고 있도록 함 | 양쪽 팔이 같이 움직이거나 둘 다 움직이지 않음 | 한쪽 팔이 움직여지지 않거나, 아래로 처짐 |
| 말 : "신시내티 하늘은 파랗다." | 환자가 적절한 말을 사용함 | 환자가 말을 더듬고 부정확한 말을 사용함 |

### FAST : 응급구조사는 뇌졸중 확인을 위해 빠르게 행동한다.

| | |
|---|---|
| Face(얼굴) | 환자에게 웃어보도록 한다. 얼굴이 찡그려지는가? |
| Arm(팔) | 환자에게 양팔을 올려보도록 한다. 한쪽 팔이 아래로 떨어지는가? |
| Speech(말) | 환자에게 간단한 문장을 따라하도록 한다. 말투가 어눌한가? 문장을 바로 따라 할 수 있는가? |
| Time(시간) | 위 증상을 보인 시간은? 시간이 흐를수록 뇌줄기가 손상된다. |

## 뇌졸중의 위험요인

뇌졸중은 예방이 최선의 치료이며, 치료 가능한 상태와 연관된 가장 중요한 것들은 다음과 같다.

- **고혈압** : 고혈압을 치료하고, 균형 잡힌 식사, 적절한 체중 유지, 운동을 하여 혈압을 낮춘다. 약물치료도 가능하다.
- **흡연** : 금연을 실시하고 금연하는 데 의학적 도움을 받을 수 도 있다.
- **심장질환** : 심장질환을 치료한다. 당신의 주치의는 심장질환을 치료하고 혈전을 예방할 수 있는 약을 처방해 줄 것이다. 당신의 나이가 50세 이상이라면, 의사와 상의하여 아스피린 요법을 고려해야 한다.
- **당뇨** : 당뇨를 조절한다. 당뇨병 치료는 뇌졸중의 위험을 증가시키는 합병증을 지연시킬 수 있다.
- **일과성 뇌허혈발작(TIA)** : 도움을 요청한다. TIA는 수 분에서 수 시간 동안만 지속되는 작은 뇌졸중이다. 이것을 무시해서는 안 되며 반드시 약물 치료 또는 수술적 치료를 하여야 한다.

## 뇌졸중 증상

만약 당신이 아래 내용 중 하나 또는 그 이상의 증상을 보인다면 즉시 행동한다! FAST를 시행하고 응급의료체계에 도움을 요청한다.

- 얼굴, 팔, 다리 등에 얼얼한 감각이나 근력의 약화가 특히 몸통의 한쪽에 나타난다.
- 갑작스런 혼돈 또는 말이 잘 나오지 않거나 이해하기 힘들다.
- 양쪽 또는 한쪽의 시야가 갑자기 보이지 않는다.
- 갑자기 걷기가 힘들거나 어지럽고 균형을 잡기가 힘들다.
- 구토와 동반된 심한 두통이 갑작스럽게 나타난다.

## 의료인의 필수 처치 : 뇌졸중의 의심

- 산소 공급을 포함한 ABC's를 시행한다.
- 신시내티 병원 전 뇌졸중 척도 또는 로스앤젤레스 병원 전 뇌졸중 척도를 이용해 평가를 한다.
- 환자가 마지막으로 정상이었던 시간을 결정한다.
- 만약 당신이 근무하는 지역에 뇌졸중 센터가 있다면 그곳으로 환자를 이송한다.
- 병원에 연락을 한다.
- 혈당을 확인한다.
- 12리드 심전도를 관찰한다.
- 환자를 재평가한다.

## 미국 심장학회 뇌졸중 시 혈전용해제 사용 체크리스트

급성 허혈성 뇌졸중 환자에서 조직 유형의 플라스미노겐 길항제(tPA)를 사용한다. 모든 항목은 반드시 tPA 사용 전에 확인되어야만 한다. 다음 체크리스트는 급성 허혈성 뇌졸중 환자에서의 tPA 사용에 대한 FDA 공인된 적응증 및 금기증이다. 급성 뇌졸중 관련 내과전문의는 이 리스트를 변형할 수 있다.

포함 기준(모든 박스가 체크되어야 함)

**예**

- □ 18세 이상?
- □ 측정 가능한 신경학적 결손과 동반된 허혈성 뇌졸중이 임상적으로 진단되었는가?
- □ 증상의 발현(마지막 정상으로 발견된 시간)이 180분(3시간) 미만으로 확인되었는가?

제외 기준(제외 기준에 있는 모든 박스에 체크되어야 함)

**아니요**

- □ 두개내 출혈 소견이 치료 전 CT에서 보이는가?
- □ 임상 소견에서 거미막밑 출혈이 일반 CT상에서도 의심되는가?
- □ CT상 다엽 경색(뇌반구의 1/3 이상에서 저밀도(hypodensity)) 소견이 보이는가?
- □ 두개내 출혈의 과거력이 있는가?
- □ 조절되지 않은 고혈압이 있는가? 반복 측정한 결과에서도 수축기 혈압이 185mmHg 이상 또는 이완기 혈압이 110mmHg 이상이 치료 시점에서 발견되는가?
- □ 동정맥 기형, 신생물, 또는 동맥류가 있는가?
- □ 뇌졸중 시작 당시 발작을 목격하였는가?
- □ 진행성 내출혈 또는 급성 외상이 존재하는가(골절 등)?

(계속)

미국 심장학회 뇌졸중 시 혈전용해제 사용 체크리스트, 계속

□ 다음 사항을 포함할 수 있으나 이에 국한되지 않는 출혈성 관절염이 있는가?
- <100,000개/$mm^3$ 미만의 혈소판
- 헤파린을 48시간 내에 투여 받아 aPTT가 정상 값의 상한치 보다 높게 측정
- 현재 항혈소판제제(예 와파린) 등을 투여 받고 있어, INR>1.7 또는 PT>15초 이상

□ 최근 3개월 이내에 두개내 또는 척주관속 수술이나 심각한 머리손상 또는 이전에 뇌졸중을 경험한 적이 있는가?

□ 지난 7일간 동맥혈압이 이유 없이 상승한 적이 있는가?

**상대적 금기 사항 및 주의 사항**

최근 보고에 따르면, 특정한 경우에서는 비록 하나 내지 두 개의 상대적 금기사항이 있어도 신중하고 주의깊게 이점과 단점을 비교하였을 때, 혈전용해제 투여가 도움이 된다고 판단될 경우에는 사용할 수 있다.

다음의 상대적 금기사항이 존재할 때에는 tPA의 이점과 단점을 잘 생각해서 주의깊게 투여하도록 한다.

- 작은 뇌졸중 또는 회복이 빠른 뇌졸중(자발적인 회복을 보임)
- 14일 이내에 큰 수술 또는 심각한 손상
- 최근 위장관 또는 비뇨기계 출혈(최근 21일 이내)
- 최근 급성 심근경색증(3개월 이내)
- 심근경색후증후군 이후의 심장막염
- 비정상적 혈당수치(50mg/dL 미만 또는 400mg/dL 이상, 2.8 미만 또는 22.2mmol/L 이상)

* 만약 경구용 항응고제 또는 헤파린을 최근에 사용한 적이 없다면 응고검사의 결과가 나오기 전에 tPA의 사용이 가능하나, INR이 1.7 이상이거나 또는 aPTT가 증가된 경우에는 중단하여야 한다.

## 흔한 정신과적 질환

| 질환 | 종류 | 일반적 특성 | 치료/약물 |
|---|---|---|---|
| 정신질환 | 정신분열증 | 망상<br>환상<br>현실장애<br>혼란한 사고<br>양가감정<br>자폐적 사고<br>언어적 사고<br>둔화된 정서 | 클로르프로마진(토리자인), 할리페리돌(Haldol), respiridone (Resperdal) |
| 정서 | 조증/우울증 | 조증상태 : 과다활동, 이상행복감, 화려함<br>사고비약, 성적 표출, 탈수, 착각, 적대행위, 공격<br>우울증상태; 관심부족, 희망 감소, 낮은 자존감<br>권태감, 슬픔, 높은 자살 위험 | 조증: 리튬(리토파탑스)<br>우울증: 아미트리프탈린(Elavil), doxepin(Sinequan), fluoxetine (Prozac), imipramine(Tofranil), sertraline(Zoloft), phenelzine(Nardil) |

| | | | |
|---|---|---|---|
| 불안 | 강박장애(OCD) | 억제되지 않은, 반복적인 생각,<br>강박적인 생각과 행동을 감소시키<br>지 못하는 상태 | clomipramine (Anafranil) |
| 인격 | 경계선적<br>성격장애 | 충동적인<br>예언할 수 없는<br>행동문제<br>상호작용 곤란<br>현저한 심리상태 변화<br>자아상, 성 정체성, 가치관의 불확실성 | 자해와 자살시도를 막음<br>차분히 접근함<br>진정시키는 술기 |
| 신체형 | 건강염려증 | 심각한 질환을 앓고 비현실적인 의료에 관심<br>선입견을 가지고 신체기능 잘못 해석<br>다수의 의사 진료 및 검사<br>의존 행동 | 자각 증상이 아닌 불안에 초점<br>주의를 딴 곳으로 돌릴 수 있는<br>활동을 제시<br>상호작용을 제한함<br>자각하고 있는 증상의 병인에 대한<br>올바른 정보를 제공 |

## 문화적 행동의 다양성

| | 아시아 | 라틴 아메리카 | 중동 | 러시아 | 북미 원주민 | 앵글로 아메리칸 | 이스트 인디안 | 미국 흑인 |
|---|---|---|---|---|---|---|---|---|
| 존경을 표하는 방법 | 그 말에 따를 의향이 없더라도 그 말에 동의함. 눈을 마주치는 것을 꺼림. | 건강에 관해 대화하기 전에 환자나 가족과 관련된 이슈를 먼저 물어봄. 정서적인 이슈는 가족끼리 외에는 얘기하지 않음. | 서로 다른 성별 간에 눈을 마주치지 않음. 상호 간에 정보의 공유를 요함. | 직접적인 표현을 선호. Mr.나 Mrs.란 호칭을 사용. 눈을 마주 보는 것을 선호. | 자신과 관련된 얘기를 일화에 빗대어 넌지시 표현하곤 함. 나이가 많은 사람들은 아메리칸 인디언이란 말을 선호. 큰 소리를 내는 것은 공격적이거나 거절의 의미로 생각함. | 직접 눈을 마주봄. 세세한 정보. | 침묵은 종종 동의로 받아들임. 눈을 마주 보는 것은 무례라고 생각함. | Mr. Mrs. 또는 직함으로 호칭. "girl"이나 "boy"란 단어의 사용을 피함. |

| | | | | | | | | |
|---|---|---|---|---|---|---|---|---|
| 의사소통 전략 | "예"나 "아니요" 질문을 피함. 손짓을 피함. 지시는 한 번 이상 하지 않는다. 이해했는지 확인하기 위해 내용을 되물음. | 가족들이 방문하도록 함. 일상생활에 참여. 겸손을 보임. | 정보를 얻기 위해서는 자신의 정보를 공유. 가족에게 말을 걸 때는 가족대표에게 먼저 말함. | 기분변화를 자주 얘기함. 관심과 이해를 표현. | 긴 침묵은 현재 고려중임을 나타냄. 서두르지 않는다. | 자신의 컨디션을 자세히 표현. 정신사회적 관심을 보임. 사생활을 존중. | 여자가 먼저 악수를 청한 경우라도 남자는 악수를 피해야 함. 결정을 내리거나 양식에 서명하도록 하는데 이를 부추기는 말이 필요할 수 있음. 의료관련자를 권위자로서 봄. | 그들이 자신에게 필요한 것이 무엇인가를 이해하는 데에는 믿음과 차이에 관한 것이 영향을 미침–모든 치료절차, 대안, 예상하는 결과와 리스크에 관한 모두를 꼭 설명해야 한다. |

(계속)

문화적 행동의 다양성, 계속

| | 아시아 | 라틴 아메리카 | 중동 | 러시아 | 북미 원주민 | 앵글로 아메리칸 | 이스트 인디안 | 미국 흑인 |
|---|---|---|---|---|---|---|---|---|
| 시간지향성 | | 현재-예방적 치료와 처방을 따르는 것이 서로 상충될 수 있음. | | | 일에 따라 가변적이며 시계를 쓰지 않음. "인디언 시계"는 좀 늦을 수 있음. | 사회경제적 구분에 따라 다름-가난한 층은 현재지향적인 경향이 있고 중상층에 속하는 사람들은 보다 미래지향적. | | 현재-사전 예방을 잘 하지 않고 필요가 있을 때까지 의료적 처치를 구하지 않음. |

| | | | | | | | | |
|---|---|---|---|---|---|---|---|---|
| 통증의 표현 | 통증을 잘 표현하지 않음-종종 약물을 권유. | 대개 소란스러움. | 소란스럽고 표현적임. 특히 통증이 지속되거나 죽음이나 출생 시 그러함. | 극기하려고 하며 통증에 대한 높은 참을성을 가짐. | 일반적으로 극기하며 진통제를 잘 찾지 않음. 단지 "기분이 별로야" 정도로만 표현. | 극기하려 하지만 진통제는 찾음. | 대개 극기함. 무슬림은 통증이 심하지 않다면 약물을 원하지 않음. | 극기적인 것부터 소란스럽게 표현하는 사람까지 다양함. |

(계속)

**문화적 행동의 다양성, 계속**

| | 아시아 | 라틴 아메리카 | 중동 | 러시아 | 북미 원주민 | 앵글로 아메리칸 | 이스트 인디안 | 미국 흑인 |
|---|---|---|---|---|---|---|---|---|
| 가족/성별 간 차이 | 나이 많은 사람을 공경. 남자의 결정에 따름. 아들을 딸보다 귀히 여김. 환자를 돌보는 것이 가족의 의무. | 가족 외의 문제는 대체로 남자가 의사결정. | 성별 간 구별이 중요-같은 성별을 가진 사람에게 돌보도록 함. 항상 겸손한 태도를 유지. 남편이 그의 부인에게 물은 질문을 대신 답할 수 있음. | 성별은 보통 이슈가 되지 않지만 개인적인 간호는 같은 성별을 가진 사람이 함. | 대가족-질병에 대해 모든 가족이 관심을 가짐. 모계주의 부족에서는 여성이 결정권을 가짐:호피족, 주니족, 나바호족 | 독립성이 중요시 됨. 의사결정에서 남편과 부인이 평등. 각각 의사결정을 함. 가족은 대체로 작은 규모. | 가족구성원들은 대개 일상생활을 중요시함. 같은 성별의 간병인을 선호. 남자가 의사결정을 하는 경향이 있으나 가족 간에 상의함. | 아버지나 가장 나이가 많은 남성이 가족의 대표. 가까운 친구는 가족에 포함됨. |

| 임신/출산 | 출산 시 시어머니 또는 기타 여성이 곁을 지킴. 30일 동안은 아이의 작명을 미루는 경우가 있음. 한 달 동안은 추위, 목욕, 운동을 삼감. | 임신은 일상적인 사건으로 보아 산전관리는 찾아보기 힘듦. 출산 후 6주간은 목욕을 하지 않는 것을 선호. 출산 시 소리를 지름. | 출산 시 시끌벅적하며 표현적임. 출산준비가 적음. 남성은 보통 포경을 함. | 여성의 친척이 출산을 돕는 것을 선호함. 임신 중에는 무거운 것을 들거나 운동하는 것을 피함. | 여성이 출산을 돕는 것을 선호. 극기를 추구. 출산 후에는 20일간 목욕하지 않음. | 남편이 출산 파트너임. 출산준비를 함. 산후에는 예배를 하지 않음. | 첫 아이의 출산은 시끌시끌하지 않음. 산모는 단지 젖을 먹이고 다른 여성이 나머지를 함. 임신한 힌두교 여성 신자는 건강한 아이를 출산하라며 건포도, 견과류, 과일 그리고 코코넛을 받음. | 종종 여성만 출산에 참여. 산후에 출혈이 멈출 때까지 목욕과 머리 감는 것을 미룸. |
|---|---|---|---|---|---|---|---|---|

(계속)

문화적 행동의 다양성, 계속

| | 아시아 | 라틴 아메리카 | 중동 | 러시아 | 북미 원주민 | 앵글로 아메리칸 | 이스트 인디안 | 미국 흑인 |
|---|---|---|---|---|---|---|---|---|
| 사망 | 환자에게 종말진단을 숨기고 싶어 할 수 있음-환자에게 사실을 누구에게 알려야 하는지 물어봄. | 가족들은 환자에게 종말 진단을 알리는 것을 미루고 싶어할 수 있음. | '알라의 계획(Allah's plan)'과 상충될 수 있어 DNR에 대한 동의를 달가워하지 않음-장기기증 또한 거절할 수 있음. | 신체의 신성함을 이유로 부검 및 장기 기증을 종종 거절함. | 부족에 따라 다양-어떤 부족은 영혼이 떠날 수 있도록 창문을 열어둠. 사망 후에 통곡하거나 비명을 지를 수 있음. 어떤 부족은 죽어가는 사람과 접촉을 피하며, 또 다른 부족은 24시간 항상 곁에 있는 것을 선호함. 화장 및 매장이 용인됨. | 환자는 대개 진단과 예후에 대해 알고 싶어 함. 장기기증을 인정. | 경우에 따라 환자는 가족이 전해 들은 진단 및 종말선고를 알고자 함. 소식을 접한 가족 구성원은 얼마나 많은 정보를 서로 얘기해야 할지 결정함. | 장기기증은 가족이 아닌 경우 금기시되는 경향이 있음-죽음을 재촉하는 길이라 여길 수 있음. |

## 자살

**자살 위험요소 (9점 이상은 정신과적 평가가 필요함)**

| 기억 | 성격 | 점수 |
|---|---|---|
| S 성별 | 남자 | 1 |
| A 나이 | 19세 미만, 45세 이상 | 1 |
| D 우울, 비관 | 식욕변화, 성욕감퇴, 수면 패턴변화<br>집중력 저하 등을 인정 | 2 |
| P 자실시도, 정신과진료 | 정신과 입원 또는 치료 경력 | 1 |
| E 과도한 알코올이나 약물사용 | 만성 중독 또는 빈번한 남용 | 1 |
| R 합리적 사고 소실 | 기질성 정신장애 증후군 또는 정신병 | 1 |
| S 이별, 사별, 이혼 | | 1 |
| O 체계적 또는 심각한 시도 | 자세한 계획 또는 위험한 행동 | 2 |
| N 사회적지지 미비 | 가족, 친지, 직장, 종교 활동 없음 | 1 |
| S 자살예고 | 다시 시도할 것을 결정 | 2 |

## 자살에 대한 거짓과 진실

| 거짓 | 진실 |
|---|---|
| 자살을 이야기하는 사람은 자살하지 않는다. | 자살한 10명 중 8명이 경고를 하였다. |
| 자살은 예고 없이 닥친다. | 조사결과 자살한 사람은 경고와 도움을 주변에 요청하였다. |
| 자살한 사람은 죽고자 마음먹은 사람들이다. | 대부분의 자살이 죽고자 하는 확고한 마음가짐이 없이 주변사람들이 도움을 주기를 원한다. |
| 한번 자살을 하고자 마음먹으면 그 생각은 평생 간다. | 시간이 경과함에 따라 살고자 하는 마음이 생긴다. |
| 자살의 단계를 저지하였다면 위기는 끝난 것이다. | 대다수의 자살이 3개월 이내에 발생한다. |
| 자살은 부자이거나 지극히 가난한 사람들에서 발생한다. | 자살은 모든 사회 계층에서 다양하게 분포한다. |
| 자살은 가족력이 있다. | 자살은 개인적인 것이며 예방 가능하다. |
| 모든 자살한 사람들은 정신병자이며 자살은 정신병에 의한 산물이다. | 비록 자살한 사람들이 지극히 불행하기는 하지만 정신적으로 불완전한 사람은 아니다. |

〈출처〉 미국 보건 인력국

# 스트레스

## 스트레스의 위험 징후

- 직장동료, 가족, 친구들에게 짜증을 낸다.
- 집중을 할 수 없다.
- 잠을 잘 수 없고 잠이 늘거나 악몽을 꾼다.
- 불안, 초조
- 선택이 어렵고, 집중하거나 외우는 것 및 정리정돈이 잘 안 된다.
- 죄의식
- 식사 패턴에 변화가 온다.
- 성욕의 감소가 있다.
- 홀로 떨어진 느낌이 든다.
- 작업의 흥미를 잃는다.
- 알코올, 약물의 사용이 증가한다.

## 위험한 행동

- 흡연
- 알코올 남용
- 약물 남용
- 공격적 행동

## 심리적 증상

- 불안
- 공황
- 우울
- 분노

## 생리적 증상

- 두통
- 고혈압
- 설사
- 궤양
- 감염의 증가

## 스트레스를 악화시키는 원인 질환

| | |
|---|---|
| 위장관 | 변비, 설사, 샘창자궤양, 신경성 식욕부진, 비만, 궤양잘록창자염 |
| 호흡 | 천식, 건초열, 결핵 |
| 피부 | 습진, 가려움증, 두드러기, 건선 |
| 근육뼈대 | 류마티스관절염, 등 통증, 편두통, 근육 긴장 |
| 대사 | 갑상샘항진증, 갑상샘저하증, 당뇨, 비만, 대사증후군 |
| 심장혈관 | 관상동맥 질환, 본태고혈압, 울혈심장기능상실 |
| 월경불순 | |
| 암 | |
| 사고 | |

## 스트레스 관리 전략

스트레스를 없애거나 바꿀 수 있다.

새로운 관점에서 작업시간 변경

과도한 근무를 하지 않음

스트레스에 대한 태도 변화

사회지원 시스템

직장 이외의 친구 유지

물리적 반응은 다양한 기법을 사용하여 최소화;

- 정기적인 스트레칭
- 느리고 깊은 호흡
- 정기적인 운동
- 점진적 근육이완
- 균형 잡힌 식사
- 하루 2L 물 섭취

바꿀 수 없는 것들에 대해 불평을 하지 않음

SECTION 6

# 심혈관계 CARDIOVASCULAR

CONTENTS

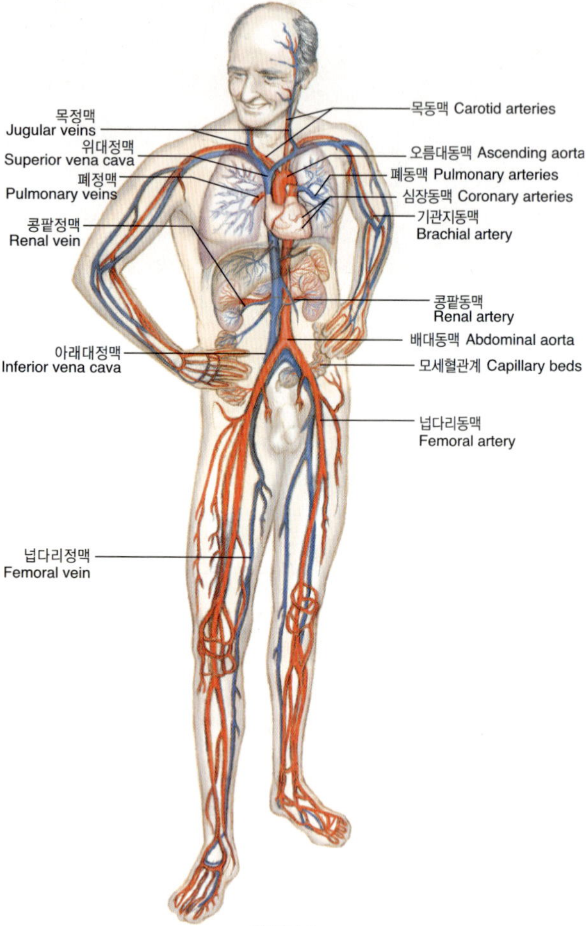
목정맥
Jugular veins
위대정맥
Superior vena cava
폐정맥
Pulmonary veins
콩팥정맥
Renal vein
아래대정맥
Inferior vena cava
넙다리정맥
Femoral vein
목동맥 Carotid arteries
오름대동맥 Ascending aorta
폐동맥 Pulmonary arteries
심장동맥 Coronary arteries
기관지동맥
Brachial artery
콩팥동맥
Renal artery
배대동맥 Abdominal aorta
모세혈관계 Capillary beds
넙다리동맥
Femoral artery

심혈관계

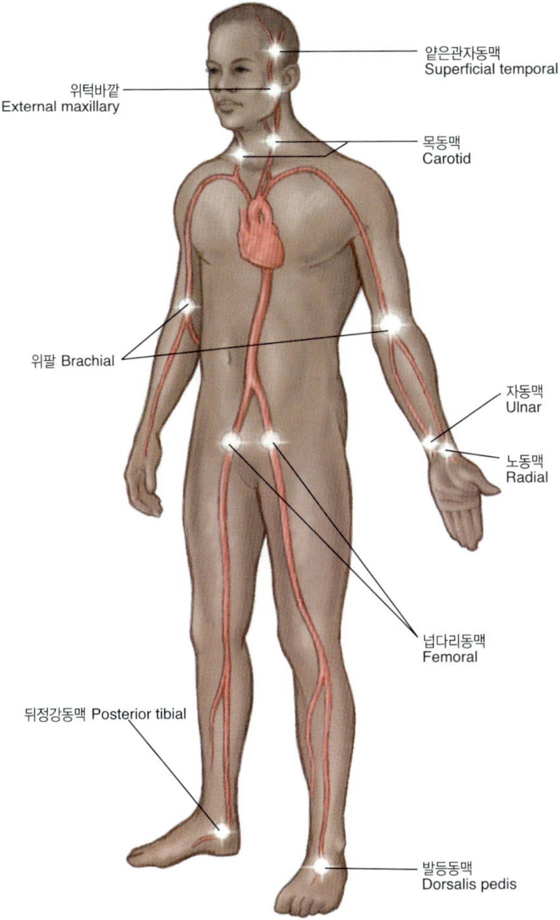
얕은관자동맥
Superficial temporal
위턱바깥
External maxillary
목동맥
Carotid
위팔 Brachial
자동맥
Ulnar
노동맥
Radial
넙다리동맥
Femoral
뒤정강동맥 Posterior tibial
발등동맥
Dorsalis pedis

맥박 위치

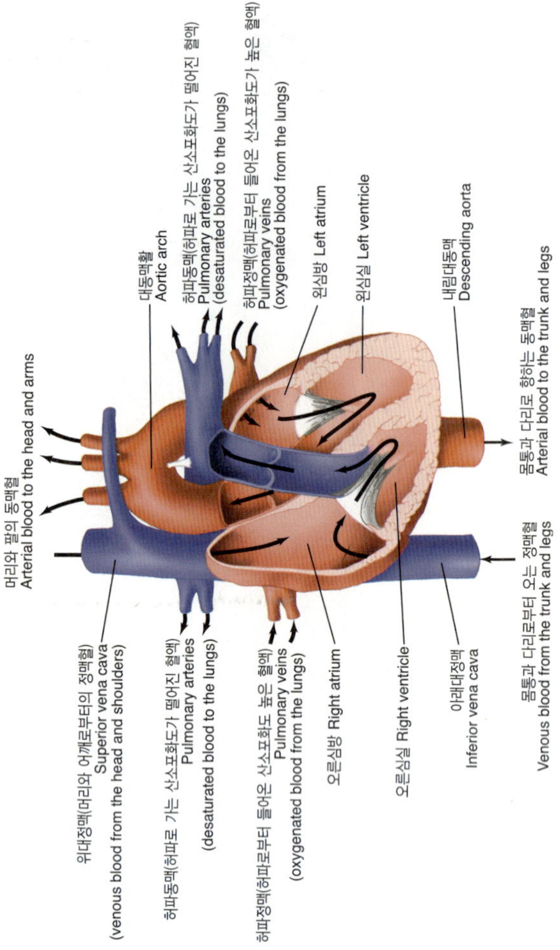
머리와 팔의 동맥혈
Arterial blood to the head and arms
대동맥활
Aortic arch
허파동맥(허파로 가는 산소포화도가 떨어진 혈액)
Pulmonary arteries
(desaturated blood to the lungs)
허파정맥(허파로부터 들어온 산소포화도가 높은 혈액)
Pulmonary veins
(oxygenated blood from the lungs)
왼심방 Left atrium
왼심실 Left ventricle
내림대동맥
Descending aorta
몸통과 다리로 향하는 동맥혈
Arterial blood to the trunk and legs
위대정맥(머리와 어깨로부터의 정맥혈)
Superior vena cava
(venous blood from the head and shoulders)
허파동맥(허파로 가는 산소포화도가 떨어진 혈액)
Pulmonary arteries
(desaturated blood to the lungs)
허파정맥(허파로부터 들어온 산소포화도 높은 혈액)
Pulmonary veins
(oxygenated blood from the lungs)
오른심방 Right atrium
오른심실 Right ventricle
아래대정맥
Inferior vena cava
몸통과 다리로부터 오는 정맥혈
Venous blood from the trunk and legs

머리와 팔의 동맥혈

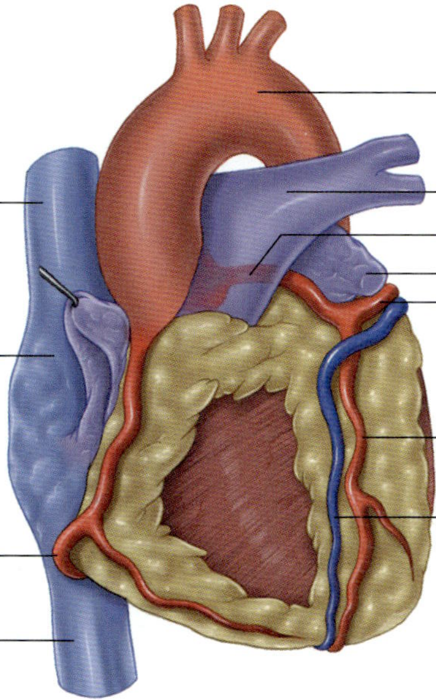
대동맥활
Aortic arch
허파동맥 Pulmonary artery
왼심장동맥 Left coronary artery
왼심방 Left atrium
왼관상동맥 회선지
Circumflex branch
of left coronary artery
좌 앞내림 왼심장동맥 분리
Anterior descending branch
of left coronary artery
심장정맥 coronary vein
위대정맥
Superior veca cava
오른심방 Right atrium
방실사이고랑 안 오른심장동맥
Right coronary artery
in coronary sulcus
아래대정맥
Inferior veca cava

앞쪽에서 본 관상동맥

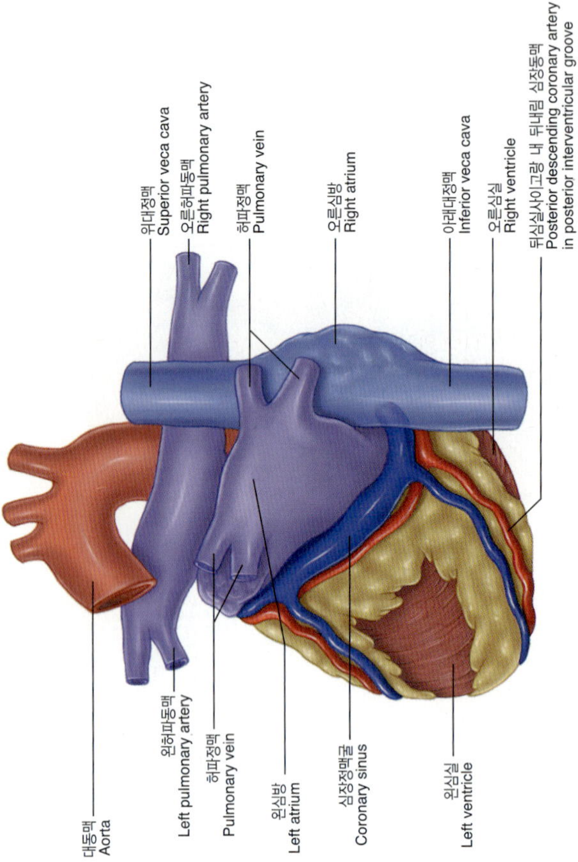
위대정맥
Superior veca cava
오른허파동맥
Right pulmonary artery
허파정맥
Pulmonary vein
오른심방
Right atrium
아래대정맥
Inferior veca cava
오른심실
Right ventricle
뒤심실사이고랑 내 뒤내림 심장동맥
Posterior descending coronary artery
in posterior interventricular groove
대동맥
Aorta
왼허파동맥
Left pulmonary artery
허파정맥
Pulmonary vein
왼심방
Left atrium
심장정맥굴
Coronary sinus
왼심실
Left ventricle

뒤쪽에서 본 관상동맥

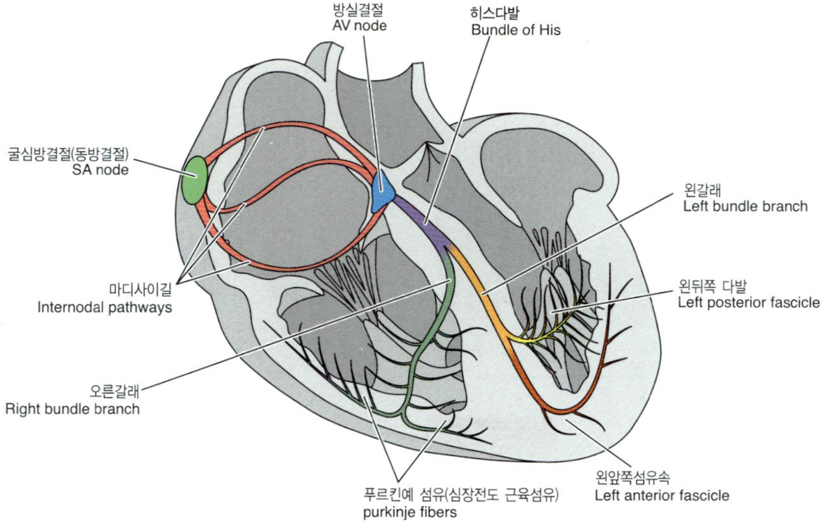
방실결절
AV node
히스다발
Bundle of His
굴심방결절(동방결절)
SA node
왼갈래
Left bundle branch
마디사이길
Internodal pathways
왼뒤쪽 다발
Left posterior fascicle
오른갈래
Right bundle branch
푸르킨예 섬유(심장전도 근육섬유)
purkinje fibers
왼앞쪽섬유속
Left anterior fascicle

심장전도 시스템

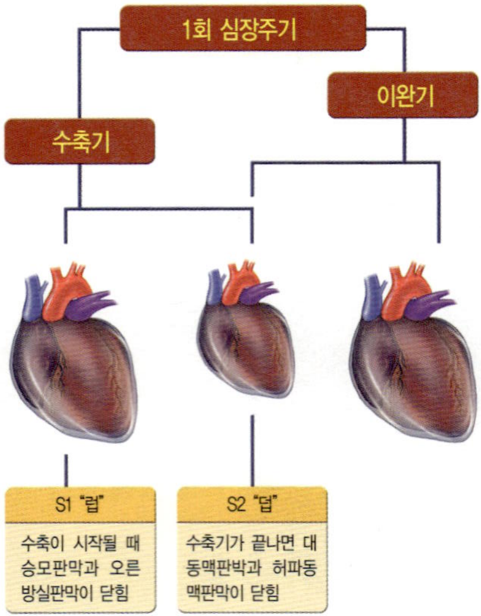


정상 심장박동

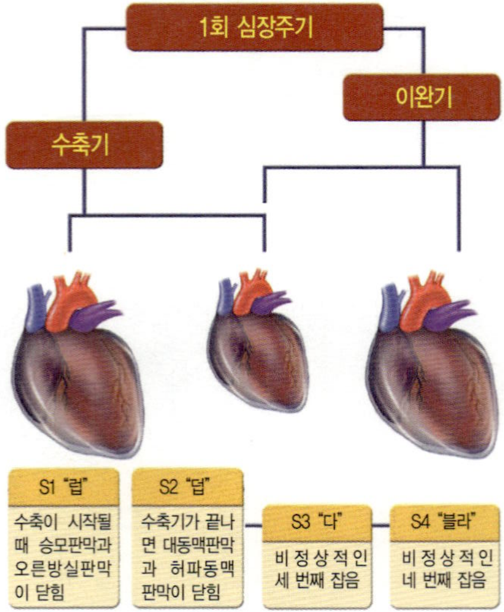


비정상 심장박동

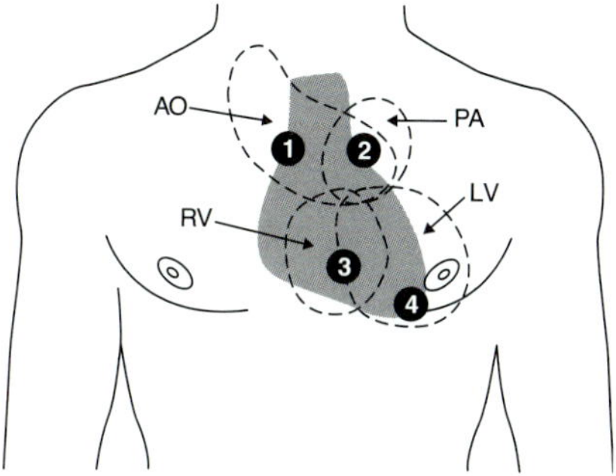


AO = 대동맥 구역(aortic area)

LV = 왼심실(left ventricle)

PA = 허파 구역(pulmonic area)

RV = 오른심실(right ventricle)

1 = 오른쪽 두 번째 갈비사이 공간

2 = 왼쪽 두 번째 갈비사이 공간

3 = 왼쪽 중간 복장 가장자리(삼첨판막 구역)

4 = 다섯 번째 갈비사이 공간, 빗장중간선(승모판막 구역)

**심음 청진**

<출처> Reproduced from Karnath, B., Auscultation of the Heart, Hospital Physician 38 (9), p. 50. Copyright 2002 Turner White Communications, Inc., www.turner-white.com. Used with permission.

**심전도 구성요소**

| 구성요소 | 정상 지속기간 | 설명 |
|---|---|---|
| P파 | 0.08-0.11초 | SA node에서 시작되는 심방 탈분극 |
| PR 간격 | 0.12-0.20초 | P파 시작부터 QRS complex 시작까지의 시간 간격(심실 탈분극) |
| QRS군 | 0.06-0.11초 | Q파는 P파 다음의 첫 번째 음성편향이며 0.03초 이하이거나 높이가 R파의 3분의 1 이상이면 신중히 관찰해야 함. R파는 P파 다음의 첫 번째 양성편향임. |
| ST 분절 | N/A | QRS의 끝(J 포인트라고 부름)에서 T파의 시작까지의 ECG 주기에서 심실의 탈분극과 재분극 구획 사이에 나타나는 전기적으로 중성인 기간 |
| T파 | N/A | 심실 재분극. 양성 또는 음성으로 나타나며 보통 QRS와 같은 방향으로 시작됨 |

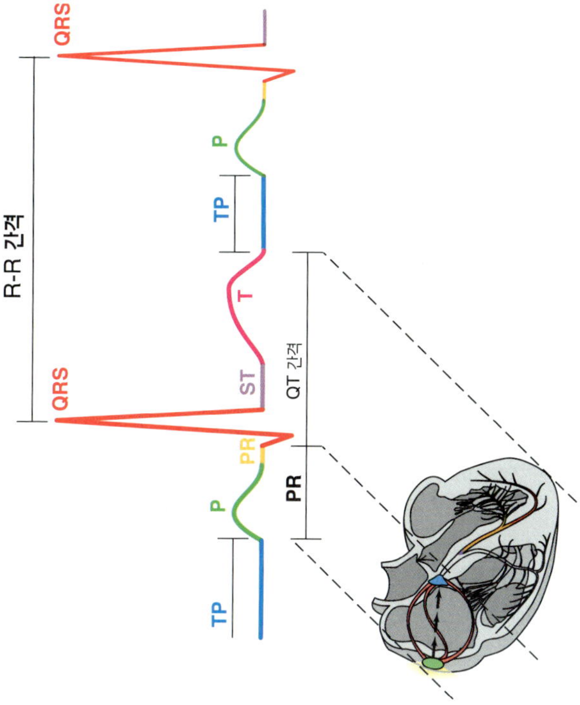


심전도

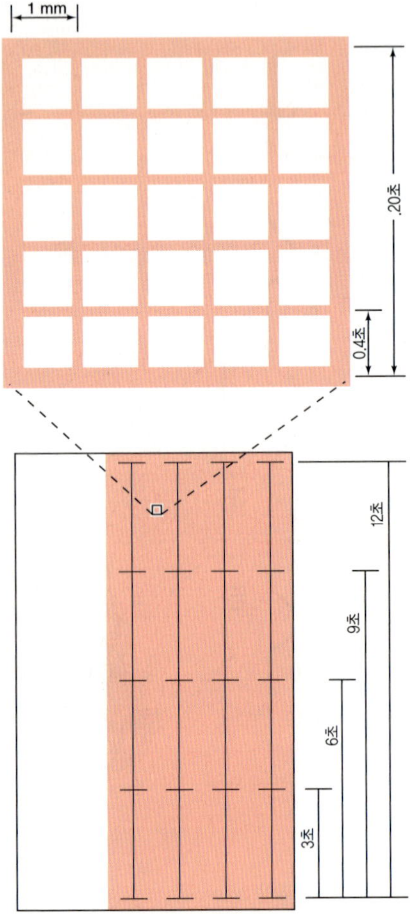


심전도 기록지

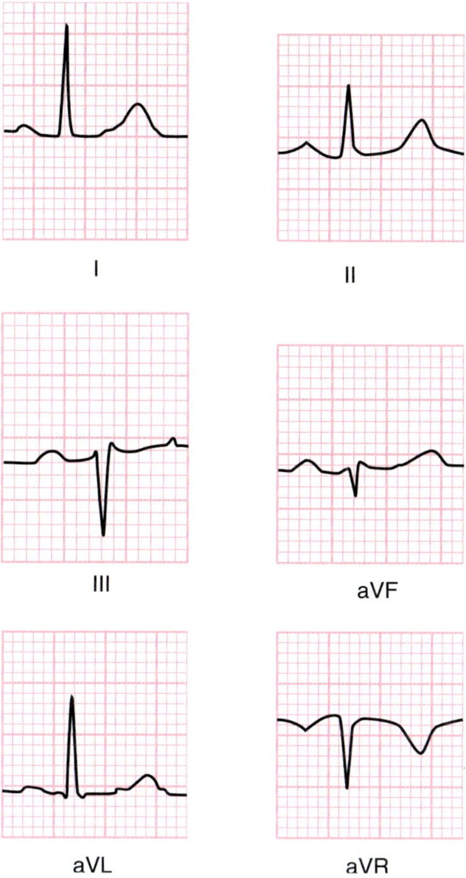


심전도(팔다리유도)

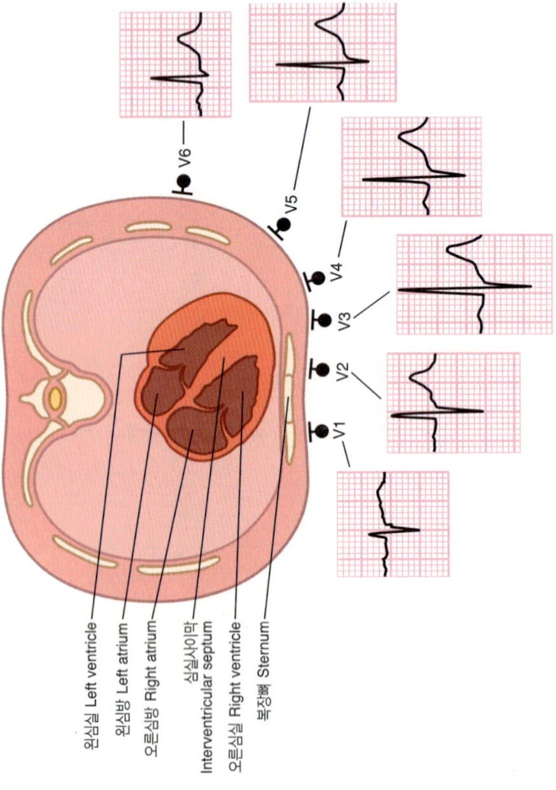
V1
V2
V3
V4
V5
V6
왼심실 Left ventricle
왼심방 Left atrium
오른심방 Right atrium
심실사이막
Interventricular septum
오른심실 Right ventricle
복장뼈 Sternum

심전도(심장전유도)

| I<br>LCA<br>가쪽 벽 LV | aVR | $V_1$<br>LCA<br>사이막 LV | $V_4$<br>LCA<br>앞쪽 벽 LV |
|---|---|---|---|
| II<br>RCA<br>아래쪽 벽 LV | aVL<br>LCA<br>가쪽 벽 LV | $V_2$<br>LCA<br>사이막 LV | $V_5$<br>LCA<br>가쪽 벽 LV |
| III<br>RCA<br>아래쪽 벽 LV | aVF<br>RCA<br>아래쪽 벽 LV | $V_3$<br>LCA<br>앞쪽 벽 LV | $V_6$<br>LCA<br>가쪽 벽 LV |

이 표는 심근경색이 발생할 수 있는 부위 또는 심장분야의 동맥에 해당되는 12리드 ECG 구성요소를 보여준다.

심전도리드와 심장에 일어나는 변화

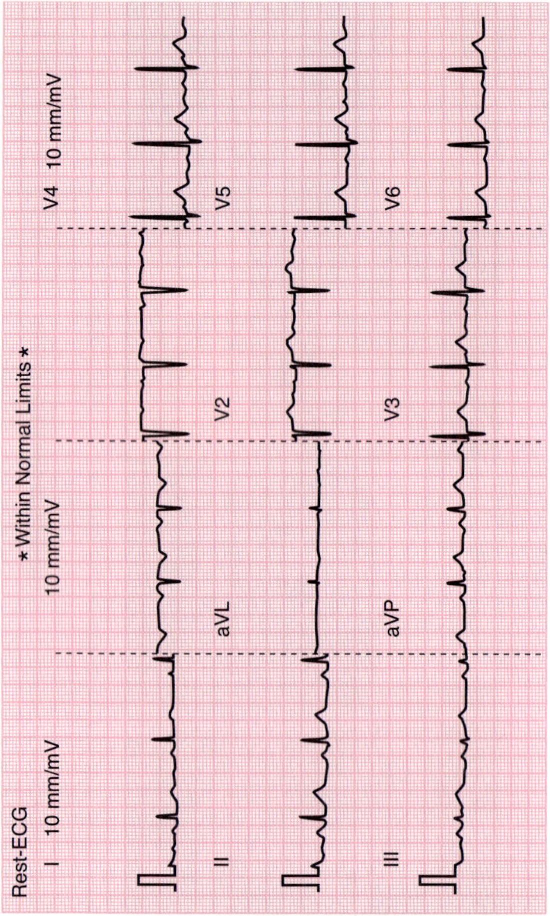
Rest-ECG
I 10 mm/mV
II
III
10 mm/mV
* Within Normal Limits *
aVL
aVP
V2
V3
V4 10 mm/mV
V5
V6

정상 12리드 심전도

## 심장전유도 부착

| 리드 | 위치 |
|---|---|
| $V_1$ | 오른쪽 복장뼈 부위 4th 갈비사이 공간 |
| $V_2$ | 왼쪽 복장뼈 부위 4th 갈비사이 공간 |
| $V_3$ | $V_2$와 $V_4$의 사이 공간 |
| $V_4$ | 왼쪽 빗장중간선 5th 갈비사이 공간 |
| $V_5$ | 앞겨드랑선($V_4$와 같은 수평면) |
| $V_6$ | 중간겨드랑선($V_4$와 같은 수평면) |

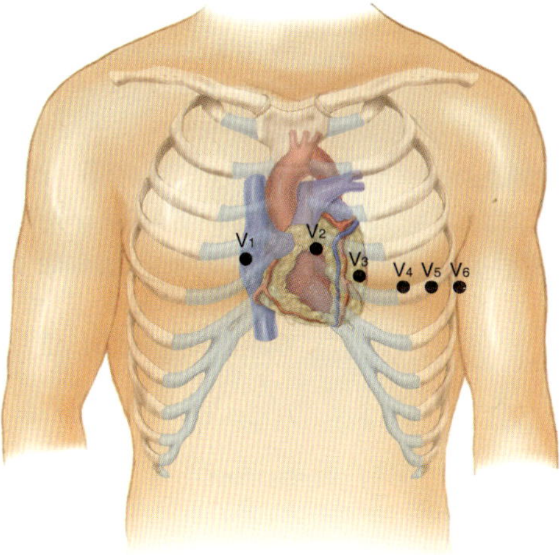


심장전유도(Precordial Leads)

## 심전도 해석 안내

| 질문 | 확인하는 법 |
|---|---|
| 1. 리듬이 빠른가? 느린가? | 속도를 결정; 100회 이상이면 빠른맥, 60회 이하이면 느린맥, 60~100이면 정상 |
| 2. 리듬이 규칙적인지 불규칙적인지 확인? | P파와 QRS를 구분하는 간격이 같고 규칙적인 패턴을 보이거나 아니면 간격이 다른가?<br>만약 다를 경우 불규칙한 패턴이 일정하게 반복되는가? |
| 3. P파가 보이는가? | P파의 리듬은 심방 또는 심실 위에서 나타난다. |
| 4. 모든 P파가 같은가? | 동일한 P파(동일한 PR간격)는 같은 페스메이커 위치에서 발생하는 것을 의미한다.<br>다양한 P파는 페스메이커 경쟁 또는 전도 결함을 나타낸다. |
| 5. 각 QRS군 앞에 P파가 있는가? | P파와 QRS군의 비슷한 숫자는 전도장애 또는 방실결절 차단을 나타낸다. |
| 6. PR 간격은 일정한가? | PR 간격이 변하는 것은 여러 곳의 박동조율기의 경쟁을 나타내는 것이다<br>조기심방수축, 편위전도에 대한 평가를 한다. |

심전도 해석 안내, 계속

| 질문 | 확인하는 법 |
|---|---|
| 7. 서로 관련된 P파와 QRS군이 같이 있는가? | QRS군 앞에 P파가 있는지 결정, QRS군이 없는지, 정상이 아닌지, 너무 빠른지, 심장의 전기전도 차단이 있는지 확인 |
| 8. QRS군이 좁은 곳 또는 넓은 곳이 있는가? | 정상군은 방실결절, 푸르키니에 섬유의 정상 전기전도 그리고 상성, 연접부성 리듬을 나타낸다.<br>넓은 QRS군은 표준 박동 전도시스템을 따르지 않고 나타나며, 조기심실 수축, 이상박동, 빠른 심실수축, 다발갈래차단을 나타낸다. |
| 9. QRS군이 그룹화 또는 그룹화되지 않았는가? | 이단맥, 방실결절 차단 또는 반복적인 조기 QRS군의 존재를 결정할 수 있는 유용한 내용이다. |
| 10. 떨어지는 것은? | 방실결절차단, 굴정지에서 발생한다. |

## 심전도(ECG) 리듬

### 정상굴리듬 (Normal Sinus Rhythm (NSR))

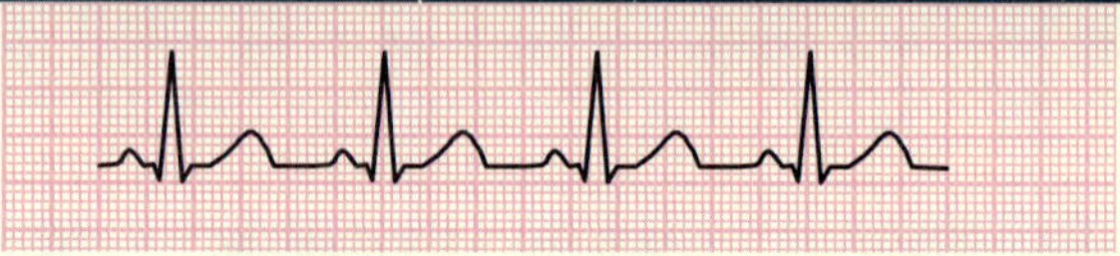

| | | | |
|---|---|---|---|
| **심박률** | 60–100회/분 | **PR 간격** | 정상 |
| **규칙성** | 규칙적 | **QRS 폭** | 정상 |
| **P파** | 있음 | **그룹화** | 없음 |
| **P : QRS 비율** | 1 : 1 | **소실된 QRS군** | 없음 |

### 가속방실 접합부리듬 (Accelerated Junctional Rhythm)

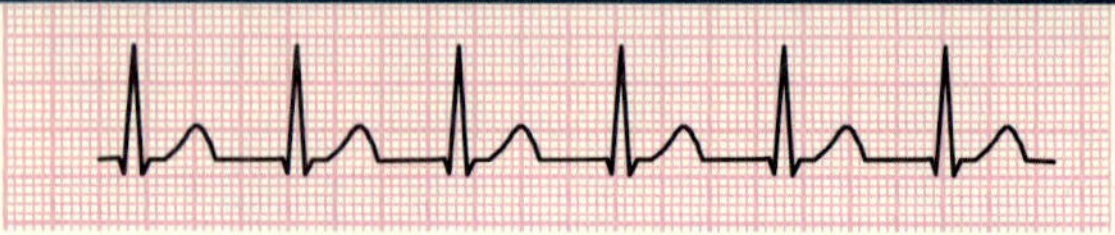

| | | | |
|---|---|---|---|
| **심박률** | 60–100회/분 | **PR 간격** | 없거나 짧다. 뒤에서 나타남(만약 있다면 그 심실의 흥분이 심방을 자극한 것은 아님) |
| **규칙성** | 규칙적 | **QRS 폭** | 정상 |
| **P파** | 변화기 쉬움(없거나 앞서서 나오거나 뒤에서 나옴) | **그룹화** | 없음 |
| **P : QRS 비율** | 없거나, 앞서서 나오거나 뒤에서 나올 때는1 : 1 | **소실된 QRS군** | 없음 |

## 굴 빠른맥 (Sinus Tachycardia)

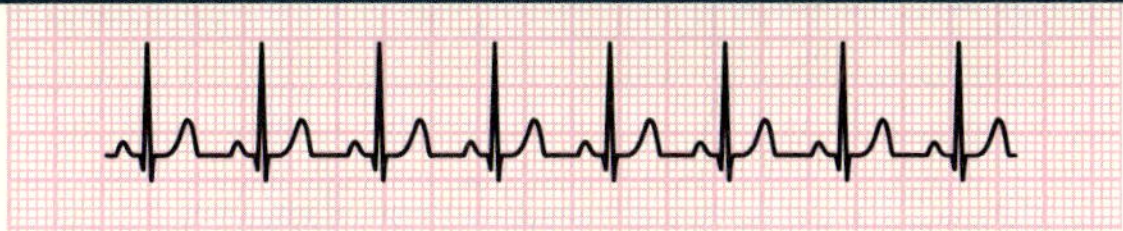

| | | | |
|---|---|---|---|
| **심박률** | 100회/분 이상 | **PR 간격** | 정상 또는 약간 짧아짐 |
| **규칙성** | 규칙적 | **QRS 폭** | 정상 또는 약간 짧아짐 |
| **P파** | 있음 | **그룹화** | 없음 |
| **P : QRS 비율** | 1 : 1 | **소실된 QRS군** | 없음 |

## 유주심방 조율 (Wandering Atrial Pacemaker)

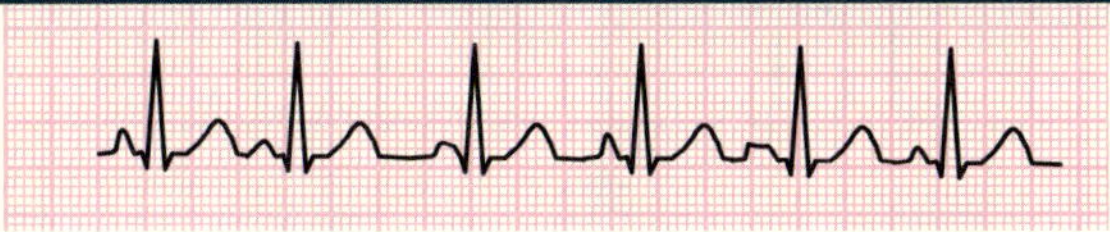

| | | | |
|---|---|---|---|
| **심박률** | 100회/분 | **PR 간격** | 심박조율부위에 따라 변화됨 |
| **규칙성** | 불규칙적으로 불규칙함 | **QRS 폭** | 정상 |
| **P파** | 적어도 3가지의 다른 형태 | **그룹화** | 없음 |
| **P : QRS 비율** | 1 : 1 | **소실된 QRS군** | 없음 |

## 동방 차단 (Sinoatrial Block)

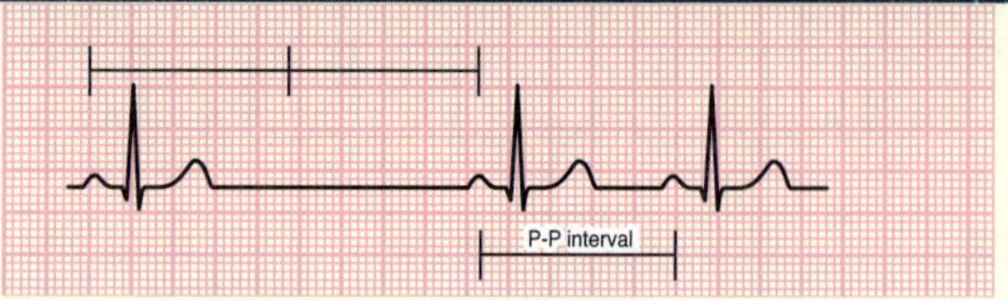


| | | | |
|---|---|---|---|
| **심박률** | 변화하기 쉬움 | **PR 간격** | 정상 |
| **규칙성** | 불규칙적 | **QRS 폭** | 정상 |
| **P파** | 있음 | **그룹화** | 없음 |
| **P : QRS 비율** | 1 : 1 | **소실된 QRS군** | 있음 |

## 접합부성 이탈율동 (Junctional Escape Beat)

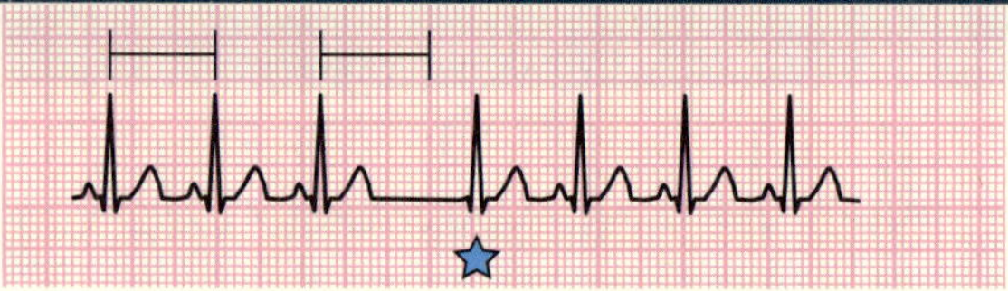

| | | | |
|---|---|---|---|
| **심박률** | 기본적인 리듬에 따라 다름 | **PR 간격**<br>없거나 짧다. 뒤에서 나타남; 만약 P-R간격이 있다면, 그 심실들의 흥분이 심방을 을 자극한 것은 아님 | 없음, 짧음 또는 역행 |
| **규칙성** | 불규칙적 | **QRS 폭** | 정상 |
| **P파** | 변화하기 쉬움(없거나, 앞서거나 나오지 않음) | **그룹화** | 보통 없지만 그룹화가 발생하기도 함 |
| **P : QRS 비율** | 없음, 앞서 나오거나 뒤에서 나올 시에는 1 : 1 | **소실된 QRS군** | 있음 |

## 이소성 심방빠른맥 (Ectopic Atrial Tachycardia)

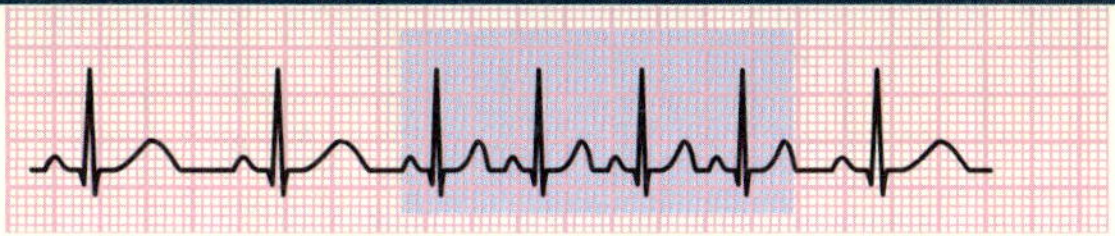

| 심박률 | 100–180회/분 | PR 간격 | 이소성 심방흥분부위는 다른 간격을 가짐 |
|---|---|---|---|
| 규칙성 | 규칙적 | QRS 폭 | 정상이지만 때때로 비정상일 때도 있음 |
| P파 | 이소성 심방흥분이 발생할 때에는 다른 형태 | 그룹화 | 없음 |
| P : QRS 비율 | 1 : 1 | 소실된 QRS군 | 없음 |

## Mobitz II형 방실차단 (Mobitz II Second – Degree Heart Block)

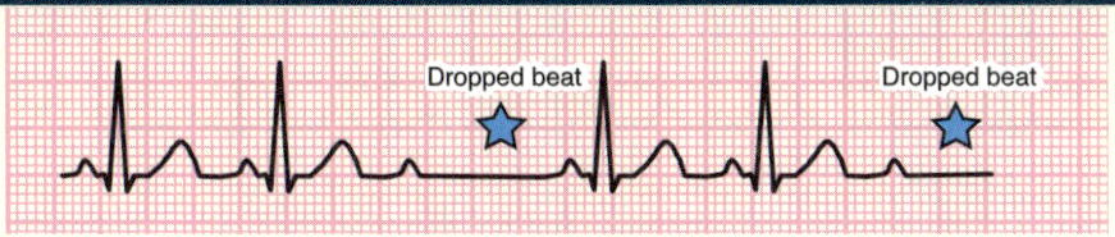


| 심박률 | 기본 리듬에 따라 변함 | PR 간격 | 정상 |
|---|---|---|---|
| 규칙성 | 규칙적인 불규칙적 | QRS 폭 | 정상 |
| P파 | 정상 | 그룹화 | 앞에 나오거나 변하기 쉬움 |
| P : QRS 비율 | X : X–1<br>예 3 : 2, 4 : 3<br>5 : 4 등의 형태로 나타난다. 이 비율 역시 변하기 쉬우나 드문 현상 | 소실된 QRS군 | 있음 |

## 다소성심방빠른맥 (Multifocal Atrial Tachycardia)

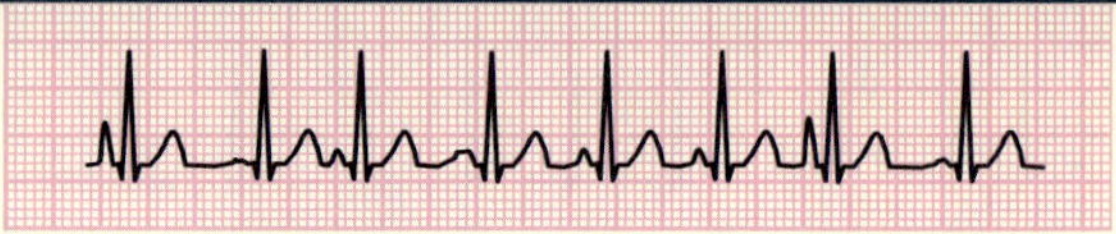

| | | | |
|---|---|---|---|
| **심박률** | 100회/분 이상 | **PR 간격** | 일정하지 않음 |
| **규칙성** | 불규칙적으로 불규칙함 | **QRS 폭** | 정상 |
| **P파** | 적어도 3가지 다른 형태 | **그룹화** | 없음 |
| **P : QRS 비율** | 1 : 1 | **소실된 QRS군** | 없음 |

## 심방조기수축 (Atrial Premature Contraction;APC)

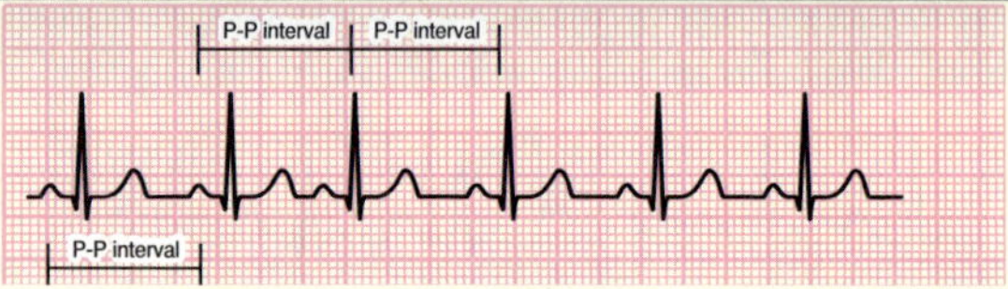


| | | | |
|---|---|---|---|
| **심박률** | 동성리듬 박동수에 기인한다 | **PR 간격** | 심방조기수축 시는 바뀌며 그 외에는 정상 |
| **규칙성** | 불규칙적 | **QRS 폭** | 정상 |
| **P파** | 있음;심방조기수축 시에는 다른 형태의 모양 | **그룹화** | 가끔 나타남 |
| **P : QRS 비율** | 1 : 1 | **소실된 QRS군** | 없음 |

## 심방잔떨림 (Atrial Fibrillation)

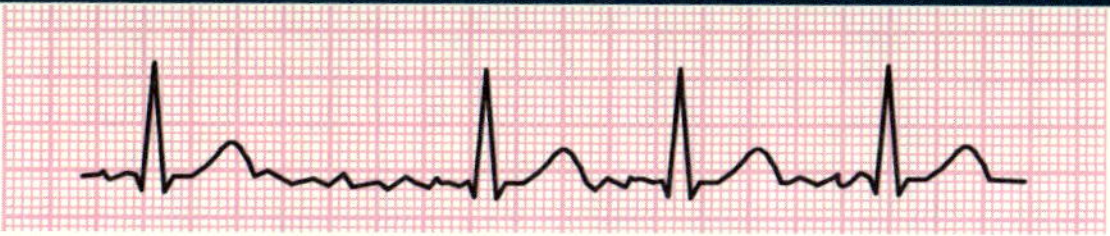

| | | | |
|---|---|---|---|
| **심박률** | 변하기 쉬움, 심실 반응은 빠를 수도 있고 느릴 수도 있음 | **PR 간격** | 없음 |
| **규칙성** | 불규칙적으로 불규칙함 | **QRS 폭** | 정상 |
| **P파** | 없음; 혼돈된 심방활동 | **그룹화** | 없음 |
| **P : QRS 비율** | 1 : 1 | **소실된 QRS군** | 없음 |

## 염전성 심실빠른맥 (Torsade de Pointes)

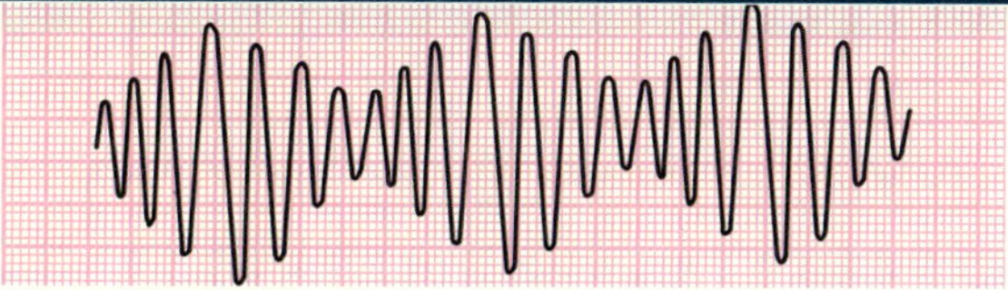

| | | | |
|---|---|---|---|
| **심박률** | 200–250회/분 | **PR 간격** | 없음 |
| **규칙성** | 불규칙적 | **QRS 폭** | 변화기 쉬움 |
| **P파** | 없음 | **그룹화** | 변화되는 굴 모양 |
| **P : QRS 비율** | 없음 | **소실된 QRS군** | 없음 |

## 심실빠른맥 (Ventricular Tachycardia))

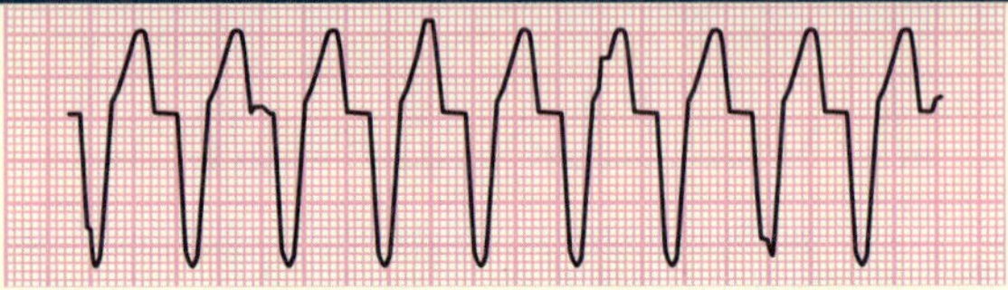

| | | | |
|---|---|---|---|
| **심박률** | 100–200회/분 | **PR 간격** | 없음 |
| **규칙성** | 규칙적 | **QRS 폭** | 넓음, 매우 비정상적인 모습 |
| **P파** | 연관성이 없는 심방률 (P파가 존재하면 QRS군과 무관) | **그룹화** | 없음 |
| **P : QRS 비율** | 변하기 쉬움 | **소실된 QRS군** | 없음 |

## 심실세동 (Ventricular Fibrillation)

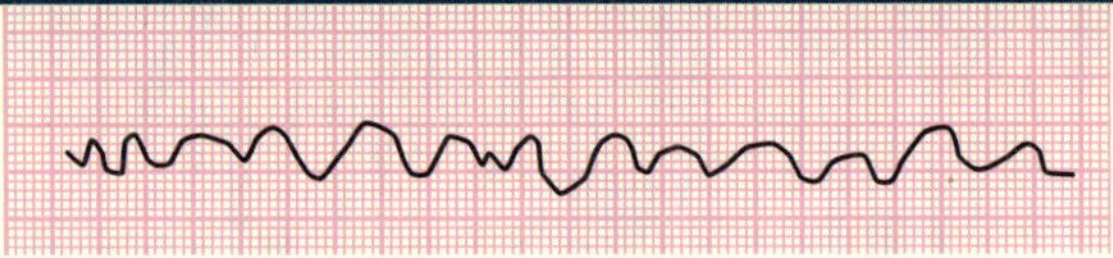

| | | | |
|---|---|---|---|
| **심박률** | 알 수 없음 | **PR 간격** | 없음 |
| **규칙성** | 혼돈스런 리듬 | **QRS 폭** | 없음 |
| **P파** | 없음 | **그룹화** | 없음 |
| **P : QRS 비율** | 없음 | **소실된 QRS군** | 전혀 박동시 없음 |

## 굴 느린맥 (Sinus Bradycardia)

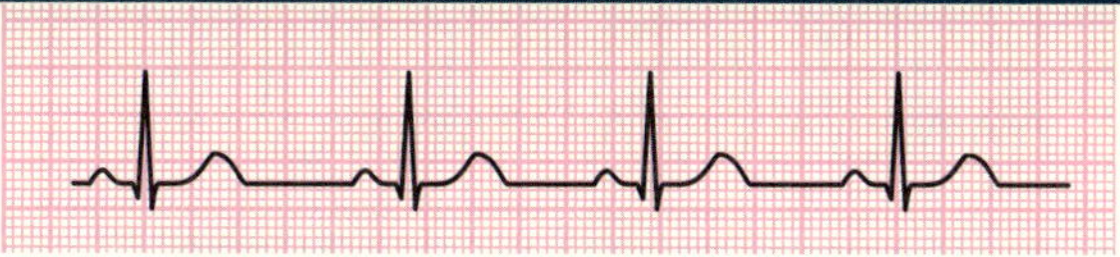

| | | | |
|---|---|---|---|
| **심박률** | 60회/분 이하 | **PR 간격** | 약간 연장되었으나 정상범위 |
| **규칙성** | 규칙적 | **QRS 폭** | 약간 연장되었으나 정상범위 |
| **P파** | 있음 | **그룹화** | 없음 |
| **P : QRS 비율** | 1 : 1 | **소실된 QRS군** | 없음 |

## 접합부성 리듬 (Junctional Rhythm)

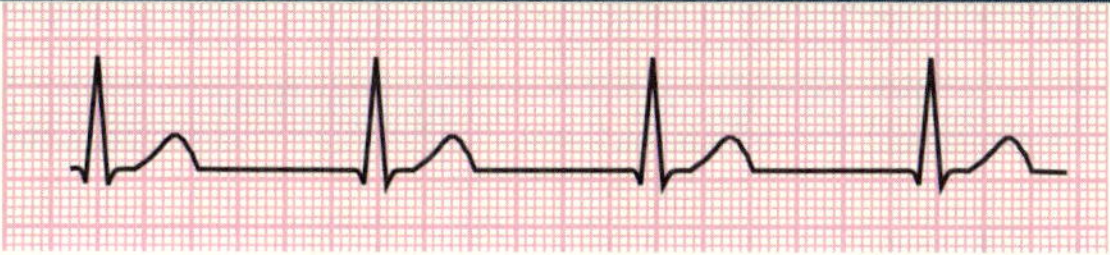

| | | | |
|---|---|---|---|
| **심박률** | 40–60회/분 | **PR 간격** 존재할 경우 이는 심실의 심방자극을 대표하지 못함 | 없거나 짧다. 뒤에서 나타남; 만약 P–R 간격이 있다면, 그 심실들의 흥분이 심방을 자극한 것은 아님 |
| **규칙성** | 규칙적 | **QRS 폭** | 정상 |
| **P파** | 변화 쉬움 (없거나, 앞서서 나오거나 뒤에서 나옴) | **그룹화** | 없음 |
| **P : QRS 비율** | 없음. 앞서 나오거나 뒤에서 나올 때에는 1 : 1 | **소실된 QRS군** | 없음 |

## 심방된떨림 (Atrial Flutter)

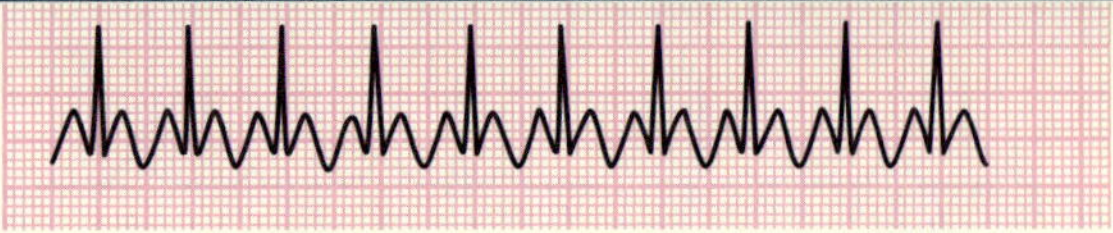

| | | | |
|---|---|---|---|
| **심박률** | 심방속도는<br>보통 250-350회/분<br>심실속도는<br>보통 125-175회/분 | **PR 간격** | 변하기 쉬움 |
| **규칙성** | 보통 규칙적이지만<br>변하기도 함 | **QRS 폭** | 정상 |
| **P파** | 톱니 모양의 F파가 보임 | **그룹화** | 없음 |
| **P : QRS 비율** | 변하기 쉬우나<br>대부분 2 : 1 | **소실된 QRS군** | 없음 |

## 심실이탈율동 (Ventricular Escape Beat)

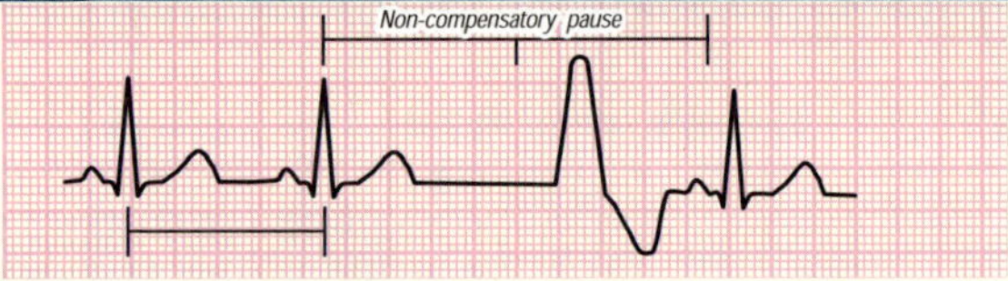


| | | | |
|---|---|---|---|
| **심박률** | 기본리듬에<br>따라 다름 | **PR 간격** | 없음 |
| **규칙성** | 불규칙적 | **QRS 폭** | 넓음(0.12초),<br>매우 비정상적인 모양 |
| **P파** | 심조기수축 시에는 없음 | **그룹화** | 없음 |
| **P : QRS 비율** | 심조기수축 시에는 없음 | **소실된 QRS군** | 없음 |

## 심실고유리듬 (Idioventricular Rhythm)

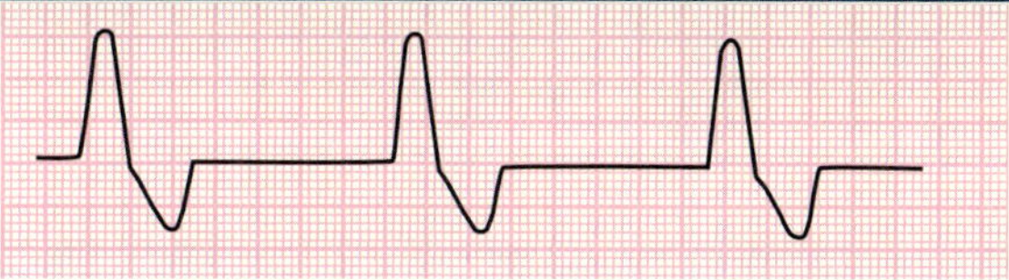

| | | | |
|---|---|---|---|
| **심박률** | 20-40회/분 | **PR 간격** | 없음 |
| **규칙성** | 규칙적 | **QRS 폭** | 넓음(≥0.12초)<br>매우 비정상적인 모양 |
| **P파** | 없음 | **그룹화** | 없음 |
| **P : QRS 비율** | 없음 | **소실된 QRS군** | 없음 |

## 가속심실 고유리듬 (Accelerated Idioventricular Rhythm)

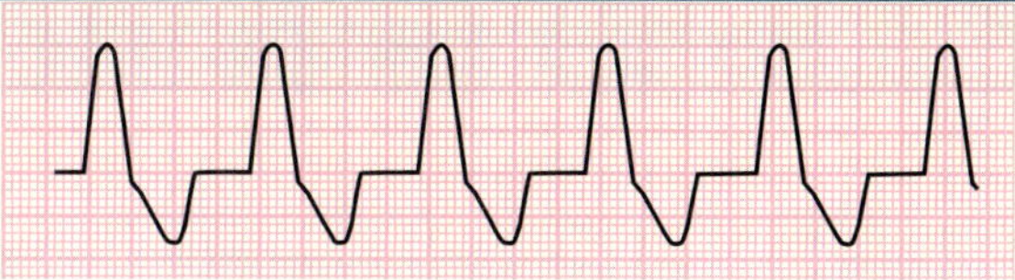

| | | | |
|---|---|---|---|
| **심박률** | 분당 40-100회 | **PR 간격** | 없음 |
| **규칙성** | 규칙적 | **QRS 폭** | 넓음(≥0.12초)<br>매우 비정상적인 모양 |
| **P파** | 없음 | **그룹화** | 없음 |
| **P : QRS 비율** | 없음 | **소실된 QRS군** | 없음 |

## Mobitz I형 2도 방실차단 (Mobitz I Second-Dree Heart Block ; Wenckebach)

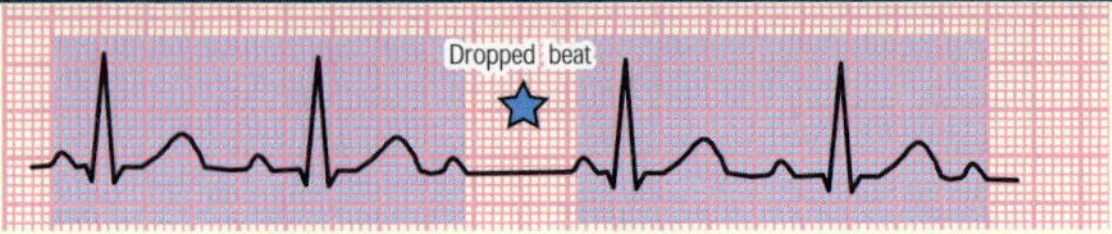


| | | | |
|---|---|---|---|
| **심박률** | 기본리듬에 따라 다름 | **PR 간격** | 변화하기 쉬움 |
| **규칙성** | 규칙적으로 불규칙함 | **QRS 폭** | 정상 |
| **P파** | 앞에 나옴 | **그룹화** | 앞에 나오거나 변하기 쉬움(파란 음영 부분) |
| **P : QRS 비율** | 변하기 쉬움 : 2 : 2, 3 : 2, 4 : 3 등 다양 | **소실된 QRS군** | 있음 |

## 1도 방실차단 (First-Degree Heart Block)

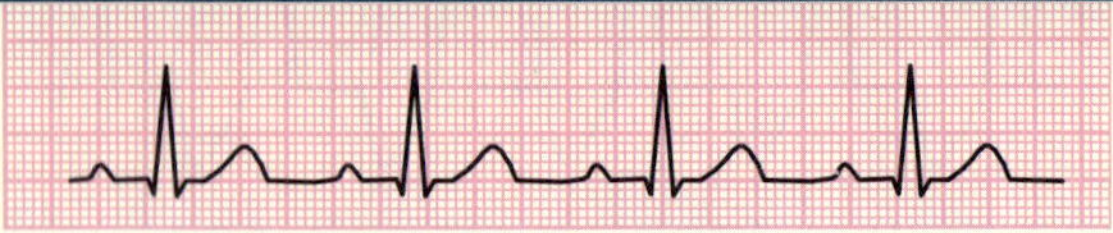

| | | | |
|---|---|---|---|
| **심박률** | 기본리듬에 따라 다름 | **PR 간격** | 연장됨 >0.20초 |
| **규칙성** | 규칙적 | **QRS 폭** | 정상 |
| **P파** | 정상 | **그룹화** | 없음 |
| **P : QRS 비율** | 1 : 1 | **소실된 QRS군** | 없음 |

## 3도 방실차단 (Third-Degree Heart Block)

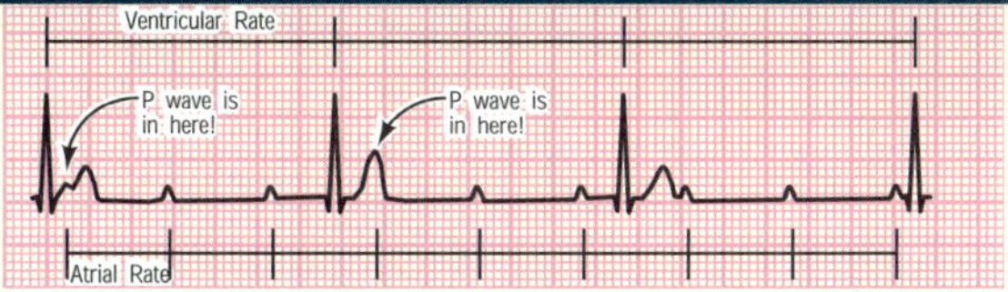


| | | | |
|---|---|---|---|
| **심박률** | 심방박동수와 심실의 고유박동수는 각각 분리되어 다름 | **PR 간격** | 변하기 쉬움 패턴이 없음 |
| **규칙성** | 규칙적이지만 P파의 속도와 QRS의 속도는 다름 | **QRS 폭** | 정상이거나 넓음 (심박조율부위가 접합부이면 0.12초 이내, 심실부위이면 0.12초 이상임) |
| **P파** | 존재 | **그룹화** | 없음 |
| **P : QRS 비율** | 변하기 쉬움 | **소실된 QRS군** | 없음 |

## 심실조기수축 (Premature Ventiricular Contraction)

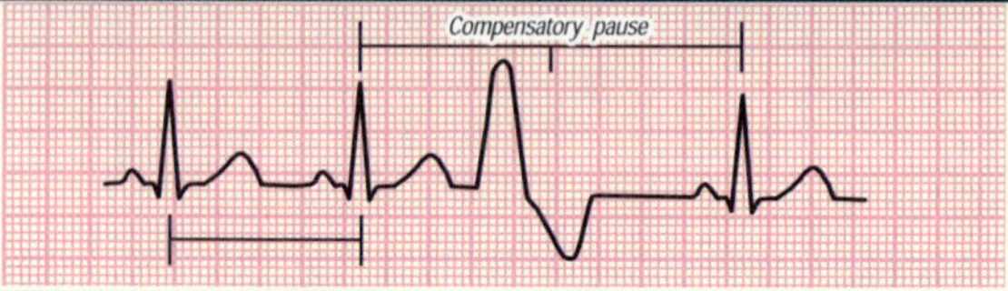


| | | | |
|---|---|---|---|
| **심박률** | 기본리듬에 따라 다름 | **PR 간격** | 없음 |
| **규칙성** | 불규칙적 | **QRS 폭** | 넓음(0.12초)<br>매우 비정상적인 모양 |
| **P파** | 심실조기수축 시엔 없음 | **그룹화** | 보통 나타나지 않음 |
| **P : QRS 비율** | P파가 심실조기수축 시엔 없음 | **소실된 QRS군** | 없음 |

## 동정지 (Sinus Pause/Arrest)

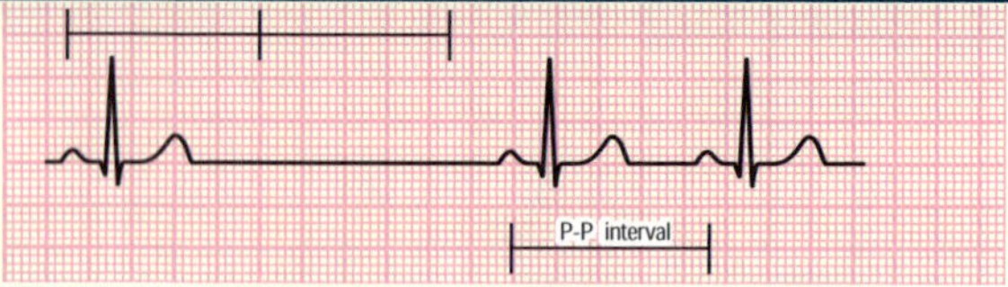


| | | | |
|---|---|---|---|
| **심박률** | 수시로 바뀜 | **PR 간격** | 정상 |
| **규칙성** | 불규칙적 | **QRS 폭** | 정상 |
| **P파** | 동정지 부위 내에서는 없지만 그 외는 존재 | **그룹화** | 없음 |
| **P : QRS 비율** | 1 : 1 | **소실된 QRS군** | 있음 |

## 접합부성조기수축 (Premature Junctional Contraction; PJC)

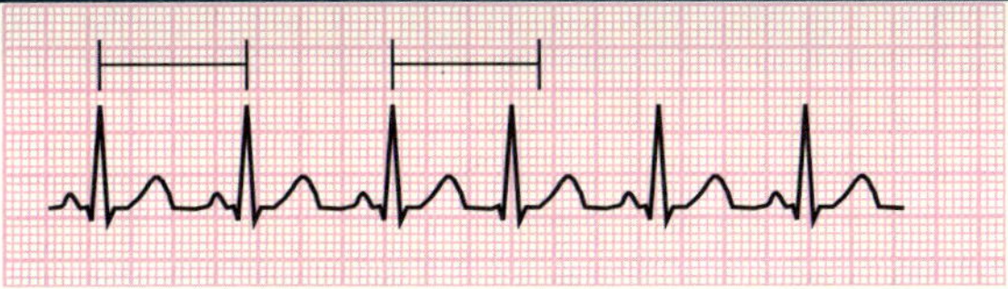

| 심박률 | 기본리듬에 따라 다름 | PR 간격 존재하는 경우 이는 심실의 심방자극을 대표하지 않음 | 없거나 짧다. 뒤에서 나타남; 만약 P–R 간격이 있다면 그 심실들의 흥분이 심방을 자극한 것은 아님 |
|---|---|---|---|
| 규칙성 | 불규칙적 | QRS 폭 | 정상 |
| P파 | 변하기 쉬움 (없거나, 앞서서 나오거나 뒤에서 나옴) | 그룹화 | 보통 없지만 그룹화가 발생하기도 함 |
| P : QRS 비율 | 없음, 앞서 나오거나 뒤에서 나올 때는 1 : 1 | 소실된 QRS군 | 없음 |

## ■ 응급구조사의 유용한 응급처치 관리

### 불안정한 빠른맥

- 보조적 산소를 포함하여 ABC's를 시행한다.
- 심전도, 활력징후 및 산소포화도를 모니터링한다.
- 가역적인 원인에 의한 빠른맥을 치료한다.
- 제세동을 즉시 시행한다(정맥라인을 확보하고 의식이 있는 경우 진정 시키고 빨리 이송한다).
- 환자를 재평가한다.

### 안정적이고 규칙적인 좁은(0.12초) 빠른맥

- 보조적 산소를 포함하여 ABC's를 시행한다.
- 심전도, 활력징후 및 산소포화도를 모니터링한다.
- 가역적인 원인에 의한 빠른맥을 치료한다.
- 정맥라인을 확보한다.
- 미주신경자극을 시행한다.
- 12 유도 심전도를 찍는다.
- 아데노신을 6mg을 정맥으로 빠르게 투여한다.
- 아데노신을 12mg을 정맥으로 빠르게 다시 투여하는 것을 고려해 본다.
- 환자를 재평가한다.

### 느린맥

- 보조적 산소를 포함하여 ABC's를 시행한다.
- 심전도, 활력징후 및 산소포화도를 모니터링한다.
- TCP를 제공한다.
- 아트로핀 0.5mg을 정맥라인으로 TCP를 준비하는 동안에 투여한다.
- TCP가 안 될 때에는 에피네프린 또는 도파민 점적주입을 고려한다.
- 환자를 재평가한다.

## 성인 무맥성 심정지 (VF/VT)

- 가슴압박을 가슴이 완전히 이완될 수 있도록 시행한다.
- 가능하다면 산소를 공급한다.
- 1회 제세동을 실시하고 바로 심폐소생술을 시행한다.
- 2분 후 환자를 재평가한다(심전도 분석).
- 1회 제세동한 후 바로 심폐소생술을 시행한다.
- 혈관수축제인 에피네프린 1mg을 3~5분마다 투여하거나 또는 바소프레신 40U를 처음과 두 번째 에피네프린 투여하는 시기에 대신 투여할 수 있다.
- 2분 후 환자를 재평가한다(심전도 분석).
- 한 번 더 제세동을 실시하고 바로 심폐소생술을 시행한다.
- 항부정맥제(예 아미오다론, 리도카인, 마그네슘-다형성 심실빈맥일 때)를 투여한다.
- 환자를 재평가한다.

## 제세동을 시행할 수 없는 맥박이 없는 심정지

- 가슴압박을 가슴이 완전히 이완될 수 있도록 시행한다.
- 가능하다면 산소를 공급한다.
- 혈관수축제인 에피네프린 1mg을 3~5분마다 투여하거나 또는 바소프레신 40U를 처음과 두 번째 에피네프린 투여하는 시기에 대신 투여할 수 있다(둘 다는 하면 안 됨).
- 2분 후 환자를 재평가한다(심전도 분석).
- 환자를 재평가하고 H's와 T's를 시행할 것을 고려한다.
- 무수축이 2개 또는 그 이상의 리드에서 나타날 시 심폐소생술 종료를 고려한다.

## ACS(허혈성 가슴통증/불편감)의 의심

- 산소 투여 및 ABC's를 시행한다.
- 심전도, 활력징후 및 산소포화도를 모니터링한다.
- 160~325mg의 씹어 먹을 수 있는 아스피린을 환자에게 투여한다.
- 혀 아래로 NGT를 투여한다.
- 정맥라인을 확보하고 통증 조절이 안 될 시에는 모르핀을 준다.
- 12 유도 심전도를 시행한다.
- 만약 ST 상승이 있을 시 즉시 병원에 알리고, 혈전용해제 체크리스트를 시행한다.
- 환자를 재평가한다.

## 급성관상동맥증후군

| 부위 | 직접적인 ECG변화를 보이는 리드 | 상호적인 ECG변화를 보이는 리드 |
|---|---|---|
| 아래벽 (RCA, LCx) | II, III, aVF | I, aVL |
| 전중격 (LAD) | $V_1$, $V_2$, $V_3$, $V_4$ | |
| 앞가쪽 (LAD, LCx) | $V_3$, $V_4$, $V_5$, $V_6$ | |
| 가쪽 (LCx) | $V_5$, $V_6$ | |
| 위가쪽 (LAD, LCx) | I, aVL | II, III, aVF |
| 오른심실 (RCA, LCx) | $V_4R$, $V_5R$,$V_6R$ | |
| 뒤쪽 (RCA, LCx) | $V_7$, $V_8$, $V_9$ | $V_1$, $V_2$ ($V_3$-$V_5$까지 확장될 수 있음) |

**참고:** 뒤벽 심근경색은 상호 리드를 사용해 초기에 분석한다. 그 후 진단을 확인하기 위해 추가 리드를 사용한다.
**RCA = 오른휘돌이동맥; LCx = 왼휘돌이동맥; LAD = 왼 앞 내림동맥**

## 급성관상동맥 증후군 혈액효소

| 효소 | 혈청 증가 | 혈청 최고치 | 정상으로 복귀 |
|---|---|---|---|
| Myoglobin | 1–4 h | 5–10 h | 18–24 h |
| Total Creatine Kinase | 3–12 h | 24 h | 24–72 h |
| Creatine Kinase–MB | 3–12 h | 24 h | 24–72 h |
| Cardiac Troponin I | 3–12 h | 24 h | 5–10 day |
| Cardiac Troponin T | 3–12 h | 24 h | 5–10 day |

**참고: CK–MB는 100% 민감성과 100% 특이성을 가진다.**
**12리드 ECG는 70% 민감성과 100% 특이성을 가진다.**

## 심혈관계 질환 카테고리

| 질병 | 설명 |
|---|---|
| 부정맥 | 심장의 리듬 질환; 심방세동 및 심방조동 포함 |
| 동맥경화증 | 하나 또는 그 이상의 관상동맥이 부분 또는 완벽하게 막히는 것으로 심장발작과 뇌졸중의 흔한 원인 |
| 심장근육병증 | 심장근육의 염증과 그에 따른 심장 기능의 감소 |
| 선천성 심장질환 | 매년 30,000명의 유아가 출생시 심장질환을 가지고 태어난다. |
| 울혈심장기능상실 | 심장으로 돌아오는 혈액을 모두 다 짜 내보내지 못할 때 발생함. |
| 심내막염 | 심장의 내막 또는 판막의 세균 감염 |
| 류마티스성 심장질환 | 청소년기 특정 세균감염에 의한 면역 시스템의 반응에 의한 심장의 파괴 |
| 판막성심장병 | 판막의 문제, 흔히 대동맥 또는 승모판막의 문제로 인함 |

## 심장혈관 질환 위험 요인

| 조절 불가능한 요인 | 조절 가능한 요인 | 그 외 조절 또는 통제 가능한 요인 |
|---|---|---|
| **유전;** 집안에서 내려오는 경향<br>**성별;** 남자가 더 큰 위험<br>**나이;** 대부분의 심장발작 환자는 65세 이상 | **흡연;** 비흡연인보다 2배의 위험 높음<br>**고혈압;** 심장의 부담을 증가<br>**혈중 고콜레스테롤;** 동맥의 내벽에 콜레스테롤 축적을 야기함 | **당뇨;** 혈중 콜레스테롤과 트리글리세라이드에 영향<br>**비만;** 과다체중은 당뇨를 발생시키며 이는 고혈압과 높은 혈중 콜레스테롤을 발생시키고 또한 심장에 부담을 증가시킴<br>**운동부족;** 운동을 하는 사람에 비해 부족한 사람은 2배 더 높은 위험이 있음<br>**스트레스;** 모든 사람들이 스트레스를 각자 다르게 받아들인다. 스트레스는 심장질환에 나쁜 영향을 줌 |

## 미국 심장학회 혈전용해제 사용 체크리스트

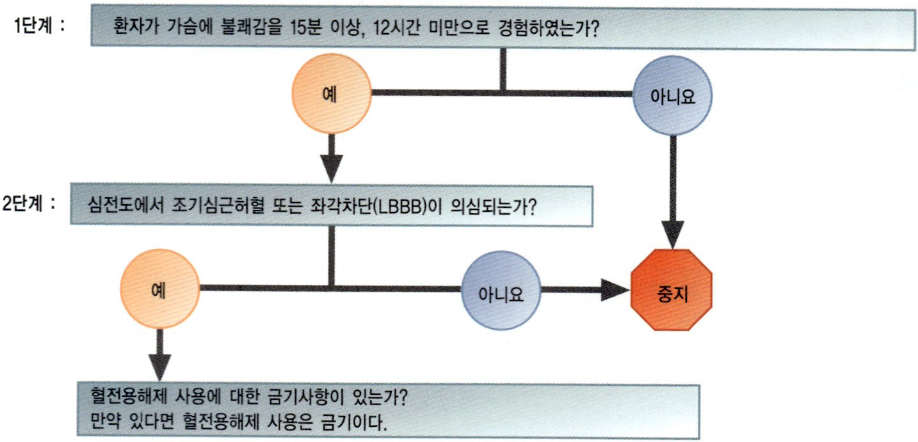

|  |  |  |
|---|---|---|
| 수축기 혈압이 180mmHg 이상 | ◯ 예 | ◯ 아니요 |
| 이완기 혈압이 110mmHg 이상 | ◯ 예 | ◯ 아니요 |
| 오른쪽과 왼쪽 수축기 혈압 간 차이가 15mmHg 이상 | ◯ 예 | ◯ 아니요 |
| 중추신경계의 구조적 이상이나 질병의 과거력 | ◯ 예 | ◯ 아니요 |
| 최근 3개월 이내 중요한 얼굴/머리손상 | ◯ 예 | ◯ 아니요 |
| 최근 6주 이내 주요 외상 또는 수술(눈 부위 레이저 시술), 위장관 출혈, 위궤양 | ◯ 예 | ◯ 아니요 |
| 출혈성 또는 응고장애 및 응고방지제 복용 | ◯ 예 | ◯ 아니요 |
| 심폐소생술 10분 이상 | ◯ 예 | ◯ 아니요 |
| 임신부 | ◯ 예 | ◯ 아니요 |
| 심각한 전신 질환(말기 암, 중증간질환, 중증신장질환) | ◯ 예 | ◯ 아니요 |

**3단계 : 환자가 고위험 군인가?**
**만약 그렇다면 PCI시설로 이송을 고려**

|  |  |  |
|---|---|---|
| 심박동수가 분당 100회 이상 **그리고** 수축기 혈압이 100mmHg 미만 | ◯ 예 | ◯ 아니요 |
| 폐부종 | ◯ 예 | ◯ 아니요 |
| 쇼크 증거 | ◯ 예 | ◯ 아니요 |
| 혈전용해제 사용 금기 | ◯ 예 | ◯ 아니요 |

2010 미국 심장학회 - cardiopulmonary rescitation and emergency cardiovascular care 가이드라인을 미국 심장학회의 동의하에 재편집 수록

## 코드 팀원 및 리더의 역할

### 코드 팀원 역할의 예

- 환기를 위한 기도 관리
  - 환자흡인
  - 환자에게 백-밸브마스크, ATV를 이용하여 환기
  - 전문기도유지 장비 삽입(후두마스크, 콤비튜브, 기관내삽관 튜브, 후두튜브)
  - 손을 이용하여 목/머리를 고정하고 유지
- 적극적인 가슴압박 시행, 팀원이 2분 동안 압박하는 것보다 장비를 이용하여 2분 동안 압박한다.
- 팀의 구성원이 압박에서 중단 없이 가슴압박 장비를 준비해야 하는 시점에서 압박을 멈춰야 하는 제한이 있다.
  - 심폐소생술기계를 사용할 수 있도록 도와준다.
  - 활력징후 확인
  - 환자 이송 준비
- 기타 지원 인력
  - 심전도 분석하고 제세동 실시
  - 정맥라인 확보
  - 병원전처치기록지(PCR)에 대한 설명
  - 환자 가족 지원

당신이 코드 팀의 리더가 아니며 소생술 실시가 당신의 책임업무가 아니라면 모든 세부업무(예 약물투여, ECG 해석, 의사결정)를 완전히 숙달하지 않아도 무방하다. 하지만 앞으로 자신의 책임업무를 숙달하는 것이 바람직하며, 소생술의 성공에 모든 노력을 다해야 한다.

## 코드 팀 리더의 역할

모든 소생술팀에는 각각의 업무를 조직화하기 위한 리더가 필요하다. 코드팀의 리더는 모든 세부기술들을 알아야 하며, 각 기술을 어떻게 하면 전문적으로 사용할 수 있을지를 알아야 한다. 코드팀 리더는 종종 모든 일이 정확한 방법과 알맞은 시간 내에 시행되었는지를 확인해야 한다.

## 코드 팀 리더의 역할은 다음과 같다

- 환자의 병력을 조사하고 신체검진을 시행한다.
- 심전도를 해석한다.
- 시간을 측정한다.
- 알고리즘에 따라 약물치료를 결정한다.
- 팀원에게 명확하게 업무를 구분해 준다.
- 소생술의 시도 후 문서 작성을 완료한다.
- 의료관리진과 이야기한다.
- 심폐소생술 장소를 통제한다.

코드 팀 리더는 팀원들은 물론 심폐소생술에 관련된 이들에게 롤 모델이 되어주는 것이 중요하다. 코드 팀 리더는 미래의 지도자 감독관으로서 조언을 하는 역할을 하여야 하며 지속적인 실력 향상과 연습을 통해 실력 향상을 위해 노력해야 한다.

SECTION 7

# 의학 : 감염, 내분비, 환경 및 알레르기

INFECTIOUS, ENDOCRINE, ENVIRONMENTAL, AND ALLERGY

CONTENTS

## 일반 실험실 검사

**화학 7종/SMA-7**(기초대사명부) [초록덮개 1개]:
나트륨, 칼륨, 염소, $CO_2$, 포도당, BUN, 크레아틴

**화학12종**(신형 포괄적 대사명부) [초록덮개 1개]:
나트륨, 칼륨, 염소, 포도당, BUN, 크레아틴, 칼슘, 알부민, 단백질, 빌리루빈-총량, Alkaline Phosphatase, AST(SGOT)

**화학20(기존 포괄적 대사 명부)**
나트륨, 칼륨, 염소, 이산화탄소, BUN, 크레아틴, 칼슘, 요산, 알부민, 단백질, 인, 콜레스테롤, 빌리루빈-총량, 빌리루빈-직접, 알칼리성 인산분해효소, ALT(SGPT), AST(SGOT), GGT, LDH

**복통 명부** [보라덮개 1개, 초록덮개 1개]:
CBC, 전해질 패널, 간기능검사, 아밀라아제

**ABGs**(동맥혈가스) [0.2mL 헤파린이 들어 있는 5cc 주사기]:
pH, $PCO_2$, $PO_2$, $CO_2$, 염기 과다, Bicarbonate(중탄산), 헤모글로빈, $O_2$ 성분, Caboxyhemoglobin(탄화헤모글로빈), Methemoglobin(메트헤모글로빈)

**알코올중독 혼합검사:** [빨강덮개 1개]:
GGT, MCV, ALP 또는 GGP, AST, Serum Urate(혈청요산염)

**Blood Type(혈액형), Screen(선별), Crossmatch(교차)** [빨강덮개 2개]:
Type : 알려진 항혈청에 대한 ABO형 혈액형 및 RH 항체검출
Screen : 간접쿰즈검사(Coombs)는 비전형적인 항체에 대한 혈청을 검출, 직접쿰즈검사는 RBC에 부착된 IgG를 검출.
Cross : 메이저 및 마이너 교차검사는 그로스 검사를 통해 기증자 혈액의 비호환성을 검출.

**Burn Panel(화상패널), Initial(초기)** [빨강덮개 2개, 초록덮개 1개, 보라덮개 1개]:
CBC, Baseline CK, Type 및 Cross/Screen(혈액형, 교차 및 선별), Carboxy-hemoglobin(탄화헤모글로빈), Glucose(포도당), Electrolyte Panel(전해질패널), HCG

**일반 실험실 검사, 계속**

**Cardiac Packet(심장패킷)** [초록덮개 1개, 보라덮개 1개, 파랑덮개 1개]:
Eluctrolyte Panel(전해질패널), CBC, Chem 12(화학 12종), PT, PTT, Baseline CK, CPK-MB/CPK Ralative Index, LDH-1, Baseline Troponin 1

**CBC**(Complete Blood Count with Differentials, 감별완전혈구계산) [보라덮개 1개]:
RBCs:적혈구용적률(Hematocrit), 헤모글로빈(Hemoglobin), RBC 지표들
WBCs:감별(Differentials), 혈소판(Platelets)

**Coagulation Tests(응고테스트)** [파랑덮개 1개]:
PT, PTT, 트롬빈시간(Thrombin Time), 응고요소(Coagulation Factors), 혈소판계산(Platelet Count), D-dimer Assay, FDPs

**Electrolypte Panel(전해질패널)** [초록덮개 1개]:
나트륨, 칼륨, 염소, $CO_2$

**Focal Seizure Screen(초점간질선별)** [보라덮개 1개, 초록덮개 1개]:
CBC, 전해질패널, 칼슘, 포도당, ABG, 간기능검사, 콩팥기능검사, RPR, ESR, Tox-Screen

**Hepatic Function Panel(간기능패널)/Liver Function Tests(간기능검사)** [초록덮개 1개]:
알부민, 빌리루빈-총량, 빌리루빈-직접, Alkaline Phosphatase, ALT(SGPT), AST(SGOT)

**Lipid Profile(지질 프로파일)** [빨강덮개 1개]:
콜레스테롤-총량, Triglycerides, HDL, LDL, VLDL

**Pre-Lithium Workup** [빨강덮개 1개]:
크레아틴, BUN, UA-비중, 전해질패널, EKG, 감별 CBC, T4, TSH, HCG

**Rheumatoid Profile(류마티스 프로파일)** [빨강덮개 1개]:
ANA,VDRL, RA Factor, ESR

**Renal Function Tests** [초록덮개 1개, 1 clean-catch specimen cup]:
BUN, 크레아틴, Urinalysis

**SMA-6**(Sequential Multiple Analyzer-6, 순차적다중분석기-6) [초록덮개 1개]:
나트륨, 칼륨, 염소, $CO_2$, 포도당, BUN

(계속)

## 일반적인 실험실 검사, 계속

**SMA-12**(순차적 다중 분석 sequential multiple analyzer-12)
혈당, BUN, 칼슘, 알부민, 단백질, 총빌리루빈, 알카라인 포스파타제, AST(SGOT), Uric Acid, Phosphorus, Cholesterol, LDH

**SMA-18**
SMA-6 및 SMA-12

**SMA-23**
SMA-12 및 Na, K, Cl, $CO_2$, 직접빌리루빈, 간접빌리루빈, 트리글리세라이드, ALT(SGPT), R-fraction, Cr, BUN:Cr 비율

**외상 패키지 검사**
전해질 패널, CBC, Chem 12, ABG's, 소변검사, 혈액형 및 선별검사

**갑상선 프로파일 검사**
혈청 T4, Resin T3 흡수(RTU), T4 결합 비율(T4BR), 유리-T4 인덱스(FT4-1), TSH

표준 혈액 튜브 설명(Standard Blood tube legend)
녹색 = $Li^+$ 헤파린, 보라색 = EDTA, 파랑색 = $Na^+$ citrate, 빨강 = 표준(비참가)

# 정상 검사치

## 동맥혈검사(ABGs)

| | Norm |
|---|---|
| pH | 7.35–7.45 |
| $PCO_2$ | 35–45mmHg |
| $PO_2$ | 80–100mmHg |
| $SO_2$ (measured) | $>$ 93% |
| Base Excess (calculated) | (–2.5) – (+2.5) |
| $HCO_3^-$ | 19–25mEq/L |
| Hemoglobin | 13–17% |
| $O_2$ Content | 16–23% |
| Carboxyhemoglobin | 0–2% |
| Methemoglobin | 0.1–1% |

## 심장생체지표(Cardiac Packet)

| | |
|---|---|
| Creatine Kinase/<br>Creatine Kinase Relative Index | $<$ 2.5% |
| Creatine Kinase–Total | 백인 남성 : 60–320U/L<br>백인 여성 : 50–200U/L<br>흑인 남성 : 130–450U/L<br>흑인 여성 : 60–270U/L |
| Glucose | 70–110mg/dL |
| LDH–Total<br>LDH–1 | 100–190U/L<br>14–26% |
| Troponin 1 | 음성 |

## 일반혈액검사(CBC)

| | |
|---|---|
| 적혈구(RBC) | 남성: 4.5–6.0million/mL<br>여성: 4.0–5.5million/mL |

(계속)

| CBC, 계속 | |
|---|---|
| 적혈구용적률(Hct) | 남성 : 40–50%<br>여성 : 35–45% |
| 혈색소(Hb) | 남성 : 14–18g/dL<br>여성 : 12–16g/dL |
| 적혈구지표 | |
| 평균적혈구용적(MCV) | 80–95$\mu m^3$ |
| 평균적혈구혈색소량(MCH) | 27–31pg |
| 평균적혈구 혈색소농도(MCHC) | 32–36g/dL |
| 적혈구분포계수(RDW) | 11–15% |
| 백혈구 수(WBC) | 5,000–10,000/$mm^3$ |
| 과립백혈구 | |
| 중성구(Neutro) | 2,500–8,000/$mm^3$ |
| 호산구(Eosino) | 50–500/$mm^3$ |
| 호염구(Baso) | 25–100/$mm^3$ |
| 무과립백혈구 | |
| 림프구(Lymph) | 1,000–4,000/$mm^3$ |
| 단핵구(Mono) | 100–700/$mm^3$ |
| 혈소판 수(PLT) | 150,000–400,000/$mm^3$ |

| 화학7, 화학12, 화학20, 간 기능 명부, 콩팥기능 명부, 복통 명부 | |
|---|---|
| 알칼리성 인산분해 효소 | 30–100U/L |
| 알라닌 아민전환 효소 | 5–40U/L |
| 아밀라아제 | 50–190U/L |
| 아스파테이트 아민전환 효소 | 5–40U/L |
| 전체 빌리루빈 | 0.1–1.25mg/dL |
| 직접 | 0.1–0.3mg/dL |
| 간접 | 0.2–1.0mg/dL |

| 화학7, 화학12, 화학20, 간 기능 명부, 콩팥기능 명부, 복통 명부, 계속 | |
|---|---|
| 혈액 요소 질소 | 8–20mg/dL |
| $Ca^{++}$–Total | 9–11mg/dL |
| Ionized | 4.25–5.25mg/dL |

| 응고검사 | |
|---|---|
| 응고인자 | |
| 섬유소원 | 200–400mg/dL |
| 프로트롬빈 | 80–120% |
| D-dimer | < 250μg/L |
| FDPs | < 10μg/mL |
| 혈소판 수(PLT) | 150,000–400,000/$mm^3$ |
| 프로트롬빈 시간(PT) | 11–15s |
| 부분트롬보플라스틴시간(PTT) | 60–80s |
| 활성화부분트롬보플라스틴시간(aPTT) | 25–40s |
| 트롬빈 시간 | 10–13s |

| 뇌척수액(CSF) | |
|---|---|
| 압력 | 70–200mm$H_2O$ |
| 색 | 투명 |
| Protein | 10–45mg/dL |
| 포도당 | 45–78mg/dL |
| WBCs–Total | < 5cells/$mm^3$ |
| Neutrophils | 0–4% |
| Lymphocytes | 60–80% |
| Monocytes | 20–50% |

## 전해질

| | |
|---|---|
| 나트륨($Na^+$) | 135–145mEq/L |
| 칼륨($K^+$) | 3.5–5mEq/L |
| 염소(Cl) | 91–110mEq/L |
| 칼슘(Ca) | 8.2–10.8mg/dL |
| 인(P) | 2.5–5.5mg/dL |
| 이산화탄소($CO_2$) | 20–30mEq/L |

## 고지혈증

| | | |
|---|---|---|
| 고밀도 콜레스테롤(HDL) | 남성 : > 45mg/dL | 여성: > 55mg/dL |
| 저밀도 콜레스테롤(LDL) | 60–180mg/dL | |
| 초고밀도 콜레스테롤(VLDL) | 25–50% | |
| 총 콜레스테롤(T.chol) | < 200mg/dL | |
| 중성지방 | 남성 : 40–60mg/dL | 여성 : 35–135mg/dL |

## 독성학- 독성레벨

### 혈청 약 선별

| | |
|---|---|
| 아세타아미노펜 | > 250μg/mL |
| 알코올 | |
| 중독 | 0.1–0.4% |
| 인사불성 | 0.4–0.5% |
| 혼수 | > 0.5% |
| 아세틸살리실산 | > 300μg/mL |
| 바비탈 | |
| 진정제 | > 10μg/mL |
| 항경련제 | > 40μg/mL |
| 카보헤모글로빈 | > 20% |
| 딜란틴 | > 20μg/mL |
| 납 | > 40μg/mL |
| 리튬 | > 2.0mEq/L |

## 독성학- 독성레벨

### 혈청 약 선별

| | |
|---|---|
| Amphetamine | 3μg/mL |
| 식이억제제 | |
| Dextroamphetamine | 15μg/mL |
| Phenmetrazine | 50μg/mL |
| Methamphetamine | 40μg/mL |
| Mercury | 100μg/d |

## 소변검사(Urinalysis)

| | |
|---|---|
| 양 Volume | 750–1800ml/d |
| PH | 4.6–8.0 |
| 모양 Apperance | 투명 |
| 색 Color | 호박 |
| 비중 Specific Gravity | 1.003–1.030 |
| 삼투압 Osmolality | 250–1,000mOsm/L |
| 알부민 Albumin | 10–100mg/d |
| 아밀라제 Amylase | < 17U/h |
| 칼슘 Calcium | < 250mg/d |
| 크레아틴 Creatinine | 0.75–1.5g/d |
| 글루코스 Glucose | < 500mg/d |
| 칼륨 Potassium | 25–125mEq/d |
| 단백질 Protein | 0–8mg/dL |
| 나트륨 Sodium | 40–220mEq/d |
| 요소질소 Urea Nitrogen | 10–20g/d |
| 요산 Uric Acid | 250–750mg/d |

**쇼크의 종류**

| 쇼크의 종류 | 잠재적 원인의 예 | 증후/증상 | 치료 |
|---|---|---|---|
| **아나필락시스** | 알레르기 반응 | 몇 초 안에 발병<br>가려움/발진<br>피부 화상<br>혈관 이완<br>일반적인 부종<br>깊은 혼수<br>빠른 사망 | 기도 관리<br>인공 환기<br>고유량의 산소공급<br>원인 확인<br>에피네프린의 투여<br>지침서에 따른 생리식염수 투여<br>즉시 이송 |
| **심장성** | 부적절한 심장 기능<br>근육조직의 질병<br>질병이나 손상 | 가슴통증<br>불규칙적인 맥박<br>약한 맥박<br>저혈압<br>청색증(입술, 손톱 밑)<br>불안 | 편안한 자세<br>산소 투여<br>환기보조<br>즉시 이송 |

| | | | |
|---|---|---|---|
| **혈량저하** | 혈액이나 체액 감소 | 빠르고 약한 맥박<br>저혈압<br>정신상태의 변화<br>청색증(입술, 손톱 밑)<br>차갑고 습한 피부<br>호흡수 증가 | 환기보조<br>고유량의 산소공급<br>외부 출혈 관리<br>다리 올리기, 지침에 따른 생리식염수의 투여<br>체온유지<br>즉시 이송 |
| **대사성** | 구토, 설사, 소변 때문에 수액과 전해질 과다소실 | 빠르고 약한 맥박<br>저혈압<br>정신상태의 변화<br>청색증(입술, 손톱 밑)<br>차갑고 습한 피부<br>호흡수 증가 | 기도 확보<br>환기보조<br>고유량의 산소공급<br>질병 확인, 지침에 따른 생리식염수의 투여<br>즉시 이송 |

(계속)

쇼크의 종류, 계속

| 쇼크의 종류 | 잠재적 원인의 예 | 증후/증상 | 치료 |
|---|---|---|---|
| **신경성** | 광범위한 혈관 이완<br>발생 시 목뼈 손상 | 느린 맥박<br>저혈압<br>목 손상의 징후 | 기도 확보<br>척추 고정<br>환기보조<br>고유량의 산소공급<br>지침에 따른 생리식염수의 투여<br>신속한 이송 |
| **정신적 (실신)** | 일시적, 일반적 혈관 이완<br>불안, 나쁜 소식, 손상 및 혈액 관찰, 의학적 치료 계획, 심한 통증, 질병, 피로 | 빠른 맥박<br>정상 또는 저혈압 | 의식 없는 기간 결정<br>초기 활력징후와 의식상태 평가<br>만약 환자가 착란상태에 있거나 의식소실이 천천히 일어난다면 머리 손상을 의심<br>신속한 이송 |

| **패혈성** | 심한 세균성 감염 | 따뜻한 피부<br>빠른 맥박<br>저혈압 | 신속한 이송<br>산소 투여<br>환기보조<br>지침에 따른 생리식염수의 투여<br>다리 올리기<br>환자 체온 유지 |
|---|---|---|---|

## 공통적인 혈류역학 지표

| 지표 | 저혈압성 | 심인성 | 신경성 | 패혈성 |
|---|---|---|---|---|
| 평균 동맥 압력 | ↓ | ↓ | ↓ | ↓ |
| 심박수 | ↑ | ↑ 또는 ↓ | ↓ | ↑ |
| 중심 정맥 압력 | ↓ | 다양함 | ↓ | ↑ |
| 심장 박출량 | ↓ | ↓ | ↓ | ↑ 과 ↓ |
| 말초 혈관저항 | ↑ | ↑ | ↓ | ↑ |
| pH | ↓ | ↓ | ↓ | ↓ |
| $PaO_2$ | ↓ | ↓ | ↓ | ↓ |
| $PaCO_2$ | ↓ | ↓ | 심박수에 따라 증가하기도 감소하기도 함 | ↓ |

## 감염 질환

### 의료제공자에 대한 예방접종

- B형 간염 백신
- 홍역, 볼거리, 풍진
- 수두 백신
- 결핵 검사
- 파상풍(10년마다)
- 인플루엔자(매년)

## 혈액에 의해 발생되는 질병 예방에 필요한 개인 보호 장비

| 활동 | 일회용 장갑 | 가운 | 마스크 | 보호 안경 |
|---|---|---|---|---|
| 분출하는 출혈 조절 | 예 | 예 | 예 | 예 |
| 소량의 출혈 조절 | 예 | 아니요 | 아니요 | 아니요 |
| 응급분만 | 예 | 예 | 예 (소변이 튄다면) | 예 (소변이 튄다면) |
| 혈액채취 | 예 | 아니요 | 아니요 | 아니요 |
| 정맥라인 확보 | 예 | 아니요 | 아니요 | 아니요 |
| 기관내삽관, 후두마스크, 콤비튜브, 후두튜브 사용 | 예 | 아니요 | 아니요 (분비물이 튀지 않는다면) | 아니요 (분비물이 튀지 않는다면) |
| 입, 코 흡인, 손으로 입안 이물 제거 | 예 | 아니요 | 아니요 (분비물이 튀지 않는다면)* | 아니요 (분비물이 튀지 않는다면)* |
| 미생물에 오염된 기구를 청소하거나 치울 때 | 예 | 아니요 | 아니요 | 아니요 |
| 혈압측정 | 예 | 아니요 | 아니요 | 아니요 |
| 체온측정 | 아니요 | 아니요 | 아니요 | 아니요 |
| 주사를 놓을 경우 | 예 | 아니요 | 아니요 | 아니요 |

*분비물이 튈 가능성이 있으므로 적절하게 개인보호 장비를 사용한다.
적응: 질병관리통제센터

## ■ 노출 관리계획 구성 요소

노출의 결정
교육 및 훈련
B형 간염 백신 예방 접종프로그램
결핵 검사 프로그램
개인 보호 장비
기술적 관리 / 직업 훈련
노출 후 관리
의료 폐기물 관리
순응도 관찰
기록

### 노출에 대한 응급처치

- 다른 사람의 혈액이나 체액에 노출되었다면 즉시 따뜻한 물과 비누로 씻는다.
- 당신의 입이 노출된 부분이라면 가능한 빨리 입 안을 물과 입안청결제로 헹군다.
- 노출된 부위가 눈이라면 따뜻한 물로 씻는다(가능한 생리식염수로).
- 당신의 상관에게 보고한다.

## 감염성 질병 전파 기전

전파 후 약간의 세균들이 질병을 야기하는 동안 감수성이 강한 숙주에 대한 전파는 무증상 감염과 균체형성을 야기하고 있을 것이다.

| 경로 | 설명 | 근원 | 예 |
|---|---|---|---|
| **일반적인 예방조치** | | | |
| **직접적** | 접촉 및 재채기나 기침에 의해 | 보통 접촉 | 홍역, 볼거리, 수두, 세균성 수막염, 인플루인자, 디프테리아, 헤르페스 |
| | | 성 접촉 | 매독, 임질, HIV, B형 간염, 헤르페스 |
| **매개체에 의해 간접적** | 무생물에 의해 확산 (예 음식, 바늘, 의류, 수혈된 혈액) | 음식, 물 | A형, B형, C형 간염, 살모넬라, 이질균, 회색질척수염 |
| | | 혈액 | HIV |
| | | 다른 것들 | 홍역, 파상풍 |
| **기계적** | 곤충에 의해 병원균 운반 | 집파리 | 이질균 |
| **생물학적** | 곤충 몸속에 성장하는 세균이 전파 | 진드기 | 라임 병, 로키산홍반열 |
| | | 모기 | 말라리아, 말뇌염 |

(계속)

| 감염성 질환 전파 기전, 계속 | | |
|---|---|---|
| **공기에 의해 발생한 질병에 대한 예방조치** | | |
| **비말핵(작은방울)** | 비말의 부분적 증발 후 남아 있으며 작은 세균방울이 일정 기간 동안 살아 있을 수 있다. | 결핵균, 수두 |
| **먼지** | 흙먼지의 작은 입자는 곰팡이 포자를 운발할 수 있으며 오랜 기간 동안 공기에 남아 있을 수 있다. | 히스토플라즈마, 콕시디오이데스, 미코박테륨아비움균 |

**감염 질환의 면역**

| 면역의 종류 | 성격 | 예 | 내용 |
|---|---|---|---|
| **일생의** Lifelong | 질병이 재발하지 않는다. | 홍역<br>볼거리<br>폴리오<br>풍진<br>A형 간염<br>B형 간염 | 예방접종에 의한 감염은 새로운 감염에 긴 시간 동안 면역을 제공해 준다.<br>생백신은 홍역에 필요하다. |
| **일부분의** Partial | 처음 감염으로 회복된 사람은 또 다른 사람으로부터 새로운 감염을 얻지는 않는다. 하지만 새로운 감염으로부터의 잠복중인 세균으로부터는 질병이 야기될 수 있다. | 수두<br>결핵 | 감염은 새로운 감염으로부터 얻어진 환자에게 일생의 면역력을 준다. 하지만 원래의 질병이 재발할 수 있고 다른 방법으로 재발할 수도 있다. 헤르페스-조스터 바이러스에 의해 야기되는 수두의 경우, 대상포진으로 몇 년 후 재발될 수 있다. |

감염성 질환 전파 면역, 계속

| 면역의 종류 | 성격 | 예 | 내용 |
|---|---|---|---|
| **없음**<br>None | 노출에 대해 재감염에 보호할 수 있는 것이 없는 것으로 알려져 있다. 감염은 환자의 저항에 의해 걸릴 수 있다. | 임질<br>매독<br>HIV | 사용되는 백신이 없다.<br>재발된 감염이 흔하다. 예를 들면 임질에 대한 즉각적인 치료는 효율적이다. 그리고 세균은 박멸될 수 있다. 하지만 재감염은 만약 보호되지 않는 성관계가 계속된다면 또 걸릴 것이다.<br>매독과 HIV 대해, 면역의 부재는 숙주 안에 손상을 야기해 세균이 계속 생존할 수 있도록 한다. |

### 바이러스성 간염의 세 가지 주요 유형의 비교

| | A형 간염 | B형 간염 | C형 간염 |
|---|---|---|---|
| 바이러스의 종류 | 리보핵산(RNA) | 디옥시리보핵산(DNA) | 리보핵산(RNA) |
| 잠복기 | 2-6주 | 6주-4달 | 8-12주 |
| 전파 경로 | 대변이 입에 묻은 경우 오염된 물이나 음식 | 혈액이나 체액 | 혈액이나 체액 |
| 항원 항체 검사 결과 | 항 A형 간염 | 감염된 사람은 B형 간염 표면 항원 양성이 나오고 B형 간염 표면 항체가 안 나온다.<br>면역이 된 사람은 B형 간염 표면 항원이 안 나오고 B형 간염 표면 항체가 양성으로 나온다. | 혈액 안의 C형 간염 리보핵산은 혈액이나 활성화된 감염에 나타난다.<br>C형 간염 항체는 감염에 표시된다. |
| 합병증 | 만성 간 질환, 보균자가 없다. | 10%가 만성적인 보균자가 되고 만성 간질환으로 발전 | 75%가 만성적인 보균자가 되고 만성 간질환으로 발전 |
| 노출 후 질병 예방 | 감마글로불린 | B형 간염 면역 글로불린 | 이용 가능한 것이 없다. |
| 이용 가능한 예방백신 | 예 | 예 | 아니요 |

## 사람에게 감염되는 일반적인 바이러스

| | 바이러스 | 질병 |
|---|---|---|
| DNA 바이러스 | 아데노 바이러스 | 호흡기 감염들 |
| | B형 간염 바이러스 | B형 간염 |
| | 헤르페스 바이러스 | |
| | • 헤르페스 1 | • 목감기 |
| | • 헤르페스 2 | • 생식기 헤르페스 |
| | • 엡스타인바 바이러스 | • 감염성 단핵구증 |
| | • 대상 포진 바이러스 | • 수두, 대상포진 |
| | • 거대세포 바이러스 | • 단핵구증-질병, 간염 |
| | • 헤르페스 8 | • 카포시 육종 |
| | 유두종 바이러스 | 사마귀, 콘딜로마(양성종양) |
| RNA 바이러스 | 아르보 바이러스 | • 뇌염 |
| | 코르나 바이러스 | • 호흡기 감염<br>• 중증급성호흡기증후군(SARS) |
| | 한타 바이러스(분야 바이러스) | • 급성호흡기질환 |
| | 간염 바이러스 | |
| | • A형 간염 바이러스 (피코나 바이러스) | • 간염 |
| | • C형 간염 바이러스 (프라비 바이러스) | • 간염 |
| | D형 간염 바이러스 (간염 표면 항원에 의해 덥힘) | 간염 |

**사람에게 감염되는 일반적인 바이러스, 계속**

| | 바이러스 | 질병 |
|---|---|---|
| RNA 바이러스 | E형 간염 바이러스 (칼리시 바이러스) | 간염 |
| | 믹소 바이러스 | |
| | • 인플루엔자 바이러스 | • 인플루엔자 |
| | • 파라인플루엔자 바이러스 | • 호흡기 감염, 크루프 |
| | • 호흡기 세포융합 바이러스 | • 호흡기 감염 |
| | • 홍역 바이러스 | • 홍역 |
| | • 볼거리 바이러스 | • 볼거리 |
| | 피코나 바이러스 | |
| | • 콕사키 바이러스 | • 인두염, 심근염, 심장막염 |
| | • 에코 바이러스 | • 호흡기 감염, 위장관염 |
| | • A형 간염 바이러스 | • A형 간염 |
| | • 폴리오 바이러스 | • 회색질척수염 |
| | • 리노 바이러스 | • 호흡기 감염 |
| | 광견병 바이러스 (라브도 바이러스) | 광견병 |
| | 레트로 바이러스 | |
| | • 사람면역결핍성 바이러스 | • 후천성 면역 결핍 증후군 |
| | • 성인T세포 백혈병 바이러스 | • 성인T세포 백혈병 |
| | 풍진 바이러스 (토가 바이러스) | 풍진 |

## 내분비 질환

**내분비샘**

| 샘 | 위치 | 기능 | 호르몬 생산 |
|---|---|---|---|
| **부신** | 콩팥 | 염화나트륨, 당 및 성적 기능을 조절 | 아드레날린(에피네프린) 및 기타 |
| **난소** | 여성 골반(2개 샘) | 성적 기능, 성격 및 생식을 조절 | 에스트로겐 및 기타 |
| **이자** | 복막 뒤 공간 | 포도당 대사와 및 기타 기능을 조절 | 인슐린 및 기타 |
| **부갑상샘** | 부갑상샘 | 혈청 칼슘 조절 | 부갑상샘 호르몬 |
| **뇌하수체** | 머리뼈의 바닥면 | 모든 다른 내분비샘 조절 | 여러 개의 매우 중요한 호르몬 |
| **고환** | 남자의 음낭(2개의 샘) | 성적 기능, 성격 및 생식을 조절 | 테스토스테론 및 기타 |
| **갑상샘** | 목(후두 위에) | 신진 대사 조절 | 갑상샘 호르몬 및 기타 |

### 갑상샘항진증과 갑상샘저하증 비교

| | 갑상샘항진증 | 갑상샘저하증 |
|---|---|---|
| 심장혈관 효과 | 빠른 맥박, 심박출량 증가 | 느린 맥박, 심박출량 감소 |
| 대사 효과 | 대사기능 증가, 피부가 따뜻해지고 붉어짐, 체중 감소 | 대사기능 감소, 피부가 차가워지고, 체중 증가 |
| 신경 근육학적 효과 | 떨림, 과다활동 반사 | 약해짐, 쇠약, 반사가 느려짐 |
| 정신적, 정서적 효과 | 들떠 있고 짜증을 내며 정서적인 불안정 | 정신상태가 활발하지 못하고 지연됨, 무기력 |
| 위장관계 효과 | 설사 | 변비 |
| 일반적인 신체적 효과 | 따뜻해지고 촉촉한 피부 | 차고 건조한 피부 |

## 당뇨병 유형

| | I 형(인슐린 의존형) | II 형(인슐린 비의존형) |
|---|---|---|
| 일반적인 발병 나이 | 소아기, 젊은 성인 | 중년 이상 |
| 체격 | 정상 | 과체중 |
| 혈장 인슐린 | 없거나 낮음 | 정상이거나 높음 |
| 합병증 | 케톤산증 | 고 삼투성 혼수 |
| 인슐린의 반응 | 정상 | 감소 |
| 경구 항 당뇨제의 반응 | 무반응 | 반응함 |

## 당뇨병 위험인자

당신이 다음과 같은 상태라면 II 형 당뇨병에 걸리기 쉬울 것이다.

- 과체중
- 45세 이상
- 당뇨병을 알고 있는 가족력
- 임신성 당뇨병을 앓고 있거나 태어난 아기가 4.08kg 이상
- 혈압이 140/90mmHg이거나 고혈압을 가지고 있는 경우
- HDL 콜레스테롤이 35 이하이고, 중성지방이 250 이상
- 일주일에 운동을 3회 이하로 하고 활동적이지 않은 경우

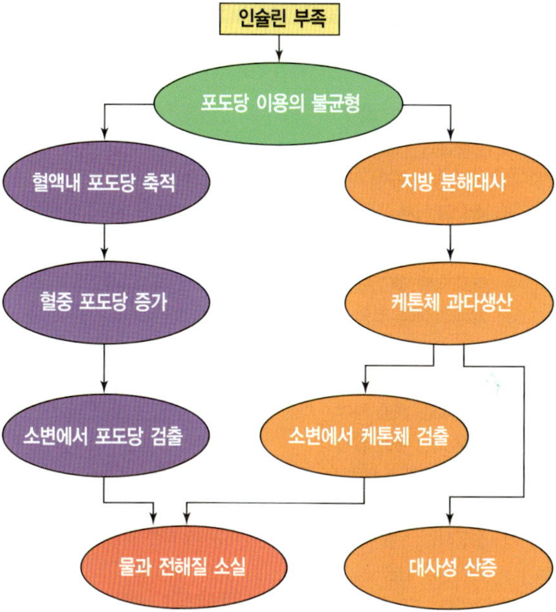


대사장애로 인한 I형 당뇨병

## 저혈당증 / 고혈당증 합병증

| | 저혈당증 | 고혈당증 |
|---|---|---|
| **원인이 되는 요인** | 인슐린 과다<br>충분하지 않은 식품<br>운동과다<br>너무 늦은 식사<br>소량의 식사<br>탄수화물 | 내분질환이나 이자(췌장)질환, 이뇨제,항고혈압제와 같은 많은 약물 복용으로 혈중 포도당 조절 실패 |
| **증상** | 빠르게 발생(CBG<80)<br>차갑고 창백, 발한, 혼돈, 혼수<br>떨림, 어지러움, 초조<br>정상 호흡<br>정상 또는 빠른 맥박<br>정상 또는 높은 혈압<br>숨 쉴 때 냄새 없음<br>경련이 흔함<br>정상적인 소변<br>정상적인 갈증 | (일반적으로 당뇨병과 같음)<br>점진적으로 발생<br>따뜻하고 건조, 홍조를 띤<br>탈수<br>피로증가<br>화를 잘 냄<br>흐릿한 시야<br>다식증<br>깊거나 빠른 호흡<br>빠르거나 약한 맥박<br>정상 또는 낮은 혈압<br>숨 쉴 때 과일 냄새(케톤증)<br>경련 없음<br>당뇨; 소변에서 포도당 검출<br>다뇨증<br>다음증<br>심한 체중 감소 |

저혈당증 / 고혈당증 합병증, 계속

| | 저혈당증 | 고혈당증 |
|---|---|---|
| **치료 (병원 전과 병원 내)** | 포도당을 정맥주사하거나 입안으로 공급<br>다음과 같은 음식은 저혈당을 치료하기 위해 정확한 양의 탄수화물(10-15g)을 포함하고 있다.<br>• 오렌지 주스 1/2-3/4컵<br>• 포도당 알약 또는 포도당 젤 2개<br>• 사탕 2~4개<br>• 껌 5개<br>• 꿀 1-2티스푼<br>• 일반소다 170g<br>• 케이크 2 큰 스푼 | 인슐린과 칼륨을 정맥주사 투여<br>적절한 식사와 인슐린 관리 |
| **회복** | 빠름(몇 분 이내) | 점차(며칠 이내) |

## 환경 응급상황

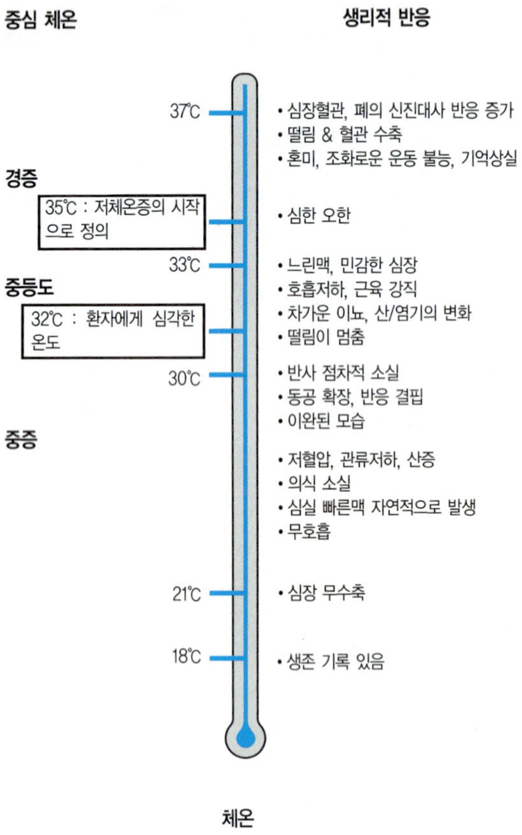
중심 체온
생리적 반응
37℃
• 심장혈관, 폐의 신진대사 반응 증가
• 떨림 & 혈관 수축
• 혼미, 조화로운 운동 불능, 기억상실
경증
35℃ : 저체온증의 시작으로 정의
• 심한 오한
33℃
• 느린맥, 민감한 심장
• 호흡저하, 근육 강직
• 차가운 이뇨, 산/염기의 변화
• 떨림이 멈춤
중등도
32℃ : 환자에게 심각한 온도
30℃
• 반사 점차적 소실
• 동공 확장, 반응 결핍
• 이완된 모습
중증
• 저혈압, 관류저하, 산증
• 의식 소실
• 심실 빠른맥 자연적으로 발생
• 무호흡
21℃
• 심장 무수축
18℃
• 생존 기록 있음
체온

**열성 질환을 예견할 수 있는 요인**

| 내부의 열 생산 요인 | 열 소실 요인 |
|---|---|
| • 육체적 활동<br>• 감염반응(열)<br>• 갑상샘항진증<br>• 떨리거나 흔들림(파킨슨병, 정신병, 조증, 약물 금단현상(마약, 알코올))<br>• 약물 과다복용(교감신경 흥분제, 카페인, 코카인, 리세르그 산 디에틸아미드, 펜시클리딘 염산염, 메탐페타민, 엑스터시) | • 높은 주위 온도<br>• 높은 습도<br>• 비만<br>• 혈관 확장 장애<br>• 당뇨병<br>• 알코올중독<br>• 약물 : 이뇨제, 진정제, 베타 차단제, 항히스타민제, 페노티아진<br>• 땀 분비 장애<br>(낭성 섬유증, 피부병, 화상치료)<br>• 꽉 조이는 의류 |
| **열 흡수 요인** | **열 스트레스에 대한 신체 반응을 악화시키는 요인** |
| • 좁은 거실에 환기가 되지 않음<br>• 고온 건조한 환경에서 근무<br>• 더운 날씨에 주차된 자동차 안에 있는 경우 | • 탈수<br>• 이전에 열사병 경험<br>• 저칼륨혈증<br>• 심장혈관질환<br>• 이전에 뇌졸중이나 다른 중추신경계 질환 경험 |

## 열성 질환을 유발시키는 약물

- 알코올
- α 작용제
- 암페타민
- 항 아세틸콜린제 약물(황산아트로핀, 스코폴라민, 메실산 벤조트로핀, 벨라도나 그리고 합성 알칼로이드)
- 항히스타민제
- 항파킨슨제
- 항정신병약(할로페리돌)
- β 차단제
- 칼슘 채널 차단제
- 코카인
- 이뇨제(푸로세마이드, 히드로 클로로 티아지드, 부메타나이드)
- 헤로인
- 변비약
- 리튬
- 리세르그산 디에틸아미드
- 모노아민 옥시다제 억제제
- 염산펜사이클리딘
- 페노티아진(프로클로페라진, 클로프로마진, 프로메타진)
- 교감신경 흥분제(암페타민, 에피네프린, 에페드린, 코카인, 노르에피네프린)
- 갑상샘 작용제(레보사이록신)
- 삼환계항우울증제(아미트립틸린, 이미프라민, 노르트리틸린, 프로트리틸린)

**열 스트레스 상태 비교**

| 변이 | 열 경련 | 열 탈진 | 열사병 |
|---|---|---|---|
| 병태 생리학 | 나트륨과 수분 손실 | 나트륨과 수분 손실, 혈량 저하 | 열 조절 기전 손상 |
| 정신 상태 | 정상 | 정상 또는 약간 혼미 | 변화, 정신착란, 경련 |
| 온도 | 약간 상승 | 보통 약간 상승 | > 40.5℃ |
| 피부 | 차갑고 촉촉함 | 창백, 차갑고 촉촉한 | 건조하고 따뜻하나 땀이 나지 않음 |
| 근육 경련 | 중증 | 있거나 없을 수도 있음 | 없음 |

**온도 (°F)**

| 상대습도 (%) | 80 | 82 | 84 | 86 | 88 | 90 | 92 | 94 | 96 | 98 | 100 | 102 | 104 | 106 | 108 | 110 |
|---|---|---|---|---|---|---|---|---|---|---|---|---|---|---|---|---|
| 40 | 80 | 81 | 83 | 85 | 88 | 91 | 94 | 97 | 101 | 105 | 109 | 114 | 119 | 124 | 130 | 136 |
| 45 | 80 | 82 | 84 | 87 | 89 | 93 | 96 | 100 | 104 | 109 | 114 | 119 | 124 | 130 | 137 | |
| 50 | 81 | 83 | 85 | 88 | 91 | 95 | 99 | 103 | 108 | 113 | 118 | 124 | 131 | 137 | | |
| 55 | 81 | 84 | 86 | 89 | 93 | 97 | 101 | 106 | 112 | 117 | 124 | 130 | 137 | | | |
| 60 | 82 | 84 | 88 | 91 | 95 | 100 | 105 | 110 | 116 | 123 | 129 | 137 | | | | |
| 65 | 82 | 85 | 89 | 93 | 98 | 103 | 108 | 114 | 121 | 128 | 136 | | | | | |
| 70 | 83 | 86 | 90 | 95 | 100 | 105 | 112 | 119 | 126 | 134 | | | | | | |
| 75 | 84 | 88 | 92 | 97 | 103 | 109 | 116 | 124 | 132 | | | | | | | |
| 80 | 84 | 89 | 94 | 100 | 106 | 113 | 121 | 129 | | | | | | | | |
| 85 | 85 | 90 | 96 | 102 | 110 | 117 | 126 | 135 | | | | | | | | |
| 90 | 86 | 91 | 98 | 105 | 113 | 122 | 131 | | | | | | | | | |
| 95 | 86 | 93 | 100 | 108 | 117 | 127 | | | | | | | | | | |
| 100 | 87 | 95 | 103 | 112 | 121 | 132 | | | | | | | | | | |

지속적인 노출이나 활발한 활동에 의한 열 질환 가능성

경고 / 극단적인 경고 / 위험 / 극단적인 위험

**열 지수**

## 지속적으로 저체온증을 일으키는 요인

체온을 보호하는 요인보다 체온을 방출하려는 요인이 강하게 되면 저체온증이 발생한다.

| 열을 발생하는 요인 | 열 정체 요인 | 열 소실 |
|---|---|---|
| 근육 활동 | 혈관 수축 | 복사<br>• 온도<br>• 표면적 |
| 떨림<br>(↑ 기초대사율 2–5배) | 몸의 체표면적 | 대류<br>• 풍속 냉각 |
| 에너지 저장 | 지방조직 | 전도<br>• 습기 |

## 저체온증을 발생시킬 수 있는 요인

**열 소실 증가 요인**

- 차가운 물에 침수
- 젖은 옷
- 바람에 의한 냉각
- 알코올이나 약물
- 혈관확장
  - 알코올
  - 척추 손상
- 당뇨성 말초 신경증

**체온조절 기전 손상 요인**

- 탈수
- 파킨슨 병 또는 치매
- 다발경화증
- 신경성 식욕부진
- 중추신경계의 출혈이나 허혈성 뇌졸중
- 다발성 외상
- 혈관 수축을 방해하는 약물
  - 알코올
  - 벤조다이아제핀
  - 페노티아진
  - 삼환계 항우울제

**열 생산 감소 요인**

- 갑상샘저하증
- 극단적인 나이
- 저혈당증
- 영양실조
- 오한, 움직이지 않음

**기타 원인**

- 패혈증
- 수막염
- 지나치게 적극적인 열사병 치료

## 의료적 관리가 필수적인 것(저체온증)

- ABC를 시행한다.
- 젖은 옷을 제거하고 열 소실이나 바람에 의한 냉각을 제한한다.
- 반듯이 누운 자세를 유지하고 심한 움직임을 피한다.
- 심전도, 활력징후, 중심체온을 모니터링 한다.
- 중심체온에 의해 분류하고 체온을 유지하고 지침에 따라 이송한다.
  - 경증 체온저하(34°C–37°C)
  - 중등도 체온저하(30°C–34°C)
  - 중증 체온저하(30°C 이하)

**다이빙 손상**

| 손상 기전 및 병태생리학 | 신체부위 | 상태 | 임상적 특징 | 치료 |
|---|---|---|---|---|
| 하강하는 동안: 밀폐된 공간에서 기체의 압축 | 귀 | 바깥귀 압축 (바깥귀 압력중이염) | 귀 통증, 혈성, 귀 분비물 | 귀의 통로를 건조하게 유지; 치료될 때까지 수영 및 다이빙을 하지 않음 |
| | | 가운데 귀 압축 (가운데 귀 압력중이염) | 심한 귀의 통증, 고막 파열; 구토, 어지러움, 눈 떨림 | 소염제; 치료될 때까지 다이빙을 하지 않고 필요 시 정맥으로 항구토제 투여 |
| | | 속귀 압축 | 귀 울림, 어지러움, 청력 소실; 구토, 창백, 발한 | 정맥을 통한 항구토제 투여나 수술적 회복이 필요 |

(계속)

다이빙 손상, 계속

| 손상 기전 및 병태생리학 | 신체부위 | 상태 | 임상적 특징 | 치료 |
| --- | --- | --- | --- | --- |
| 하강하는 동안: 밀폐된 공간에서 기체의 압축 | 코곁굴 | 굴 압축 | 영향을 받은 굴이나 윗니의 심한 통증, 코 출혈 | 국소적, 입을 통해 소염제 및 항생제 투여 |
|  | 얼굴 | 얼굴 마스크 압축 | 얼굴 옆의 반상출혈, 피부의 점상출혈; 결막이나 공막의 충혈 | 차갑게 압박, 코 옆을 통한 강제 내쉼을 예방 |
| 상승하는 동안: 밀폐된 공간에서 가스 팽창 | 위장관계 | 장안의 가스 (위장관 압력손상) | 산통, 복부 통증, 트림, 위창자내 공기참 | 파열에 대한 기록 없음; 대개 특별한 치료가 필요 없음 |

| | | | |
|---|---|---|---|
| 폐 | 폐 압력손상<br>폐 파열<br>폐과압증후군 (pops) | 호흡곤란, 삼킴곤란, 쉰 목소리, 가슴통증, 목 주위 피부밑 공기증, 공기가슴증, 실신 | 100% 산소 투여 및 공기 가슴증 감압 |
| | 동맥 공기색전증 –폐과압증후군의 합병증 | 정신상태 변화, 현기증, 어지러움, 경련, 호흡곤란, 가슴막 염통증, 갑작스런 의식소실; 갑작스런 죽음 | 이송 중 환자를 바로 누운 자세로 유지하고 고압의 100% 산소 투여(코티코스테로이드) |

계속

다이빙 손상, 계속

| 손상 기전 및 병태생리학 | 신체부위 | 상태 | 임상적 특징 | 치료 |
| --- | --- | --- | --- | --- |
| 감압병 | 피부 | | 가려움, 피부밑공기증, 부종, 발진 | 증상이 있을 때 합병증 관찰 |
| | 관절과 근육 | 잠수병 통증 | 압력에 의한 관절통 (특히 팔꿈치와 어깨) | 통증조절, 관찰 |
| | 대뇌 | | 감각, 운동기능의 이상 | 고압산소요법, 정맥으로 수액 처치 |
| | 소뇌 | 비틀거림 (감압현기) | 불안정한, 조화운동불능, 현기증 | 피부나 근골격계 질환 및 이상을 호소하는 환자에게 코르티코스테로이드 투여 |

| | | | | |
|---|---|---|---|---|
| | 척수 | | 하반신마비, 하반신불완전마비, 방광기능장애, 요통 | 위와 동일 |
| | 폐 | 정맥 공기 색전증 | 가슴통증, 기침, 호흡곤란, 폐색전증 증상 | 위와 동일 |
| 용존 질소 | 중추신경계 | 질소중독증 | 알코올중독과 같은 증상 | 물속에서 조금씩 상승 |
| 다이빙 전 과다환기 | 중추신경계 | 얕은 물에서 의식상실 | 단지 수면에 도달하기 전에 의식의 상실 | 100% 산소 투여 및 호흡보조 |

**고산병 관리 및 예방**

| 임상적 상태 | 증상 및 징후 | 관리 | 예방 |
|---|---|---|---|
| **경증 급성 고산병** | 높은 곳(2.44km 이상)으로 빠르게 올라간 후 처음 12시간 동안은 두통, 욕지기, 어지럼, 피로 | 490m 이하로 하강하고 휴식 및 안정을 취하며 증상이 나타나면 아세타졸라마이드 125–250mg을 하루에 두 번 투여하거나 진통제나 항구토제 투여 | 천천히 등반, 중간 고도에서 밤을 보내며 지나친 등반은 하지 않는다. 약 2,750m 이상 등반하지 않으며 등반 1일 전 미리 아세타졸라마이드 125–250mg을 하루에 두 번 2일간 복용한다. |

| | | | |
|---|---|---|---|
| **중등도의 급성 고산병** | 높은 고도에서 12시간 이상 있을 시 주목할 만한 욕지기, 어지럼, 수면부족, 수분정체와 함께 두통이 악화됨 | 490m 이하로 하산하고 그럴 수 없다면 이동이 가능한 휴대용 고압챔버를 이용하여 산소를 1-2L/min로 공급. 만약 하강하는 것이 불가능하고 산소를 이용할 수 없다면 증상이 회복될 때까지 아세타졸라마이드 250mg을 하루에 2번 투여하거나 덱사메타손 4mg 6시간마다 근육내 또는 입으로 투여한다.<br>혹은 둘 다를 투여하여 증상을 치료하거나 또는 위 방법을 같이 사용한다. | 위의 방법을 참조한다. 하지만 빨리 급성 고산병을 관찰하고 치료한다. |

(계속)

고산병 관리 및 예방, 계속

| 임상적 상태 | 증상 및 징후 | 관리 | 예방 |
|---|---|---|---|
| **고산병에 의한 뇌부종** | 급성 고산병이 24시간 이상 지속, 실조, 심한 피로, 정신 혼동 | 즉시 하강을 하거나 불가능 하다면, 휴대용 고압챔버를 이용하여 산소를 2-4L/min 공급, 덱사메타손을 입, 근육 내, 정맥주사로 처음에 8mg, 그리고 6시간마다 4mg을 투여한다. 하강이 지연되면 아세타졸아미드 처치 | 즉시 약 2,750m 이상 올라가는 것을 피하고 지나친 등반을 하지 않는다. 아세타졸라미드를 등산하기 하루 전, 높은 고도에서는 하루에 2번 125-250mg을 두 번 투여하고 빨리 급성 고산병을 관찰한다. |

| | | | |
|---|---|---|---|
| **고산병에 의한 폐부종** | 호흡 곤란, 기침, 중증의 허약감, 졸음, 청색증, 빠른 맥박, 빠른 호흡 | 산소 공급으로 상태가 호전될 때까지 4-6L/min를 지속적으로 공급한다. 빨리 하강하도록 하며 하강이 불가능하다면 휴대용 고압챔버를 사용한다. 만약 하강하거나 산소공급이 불가능하다면, 니페디핀 10mg을 입안으로 30mg을 12-24시간마다 투여한다. 신경학적 문제가 발생하면 덱사메타손을 투여한다.<br>푸로세미드나 모르핀의 효과는 입증되지 않음. | 천천히 등반하고 지나친 등반은 하지 않는다.<br>니페디핀 20-30mg을 12시간마다 투여하고 자주 증상이 생기는 사람에게는 베타2 작용제 투여 |

## 알레르기 반응

### 아나필락시스의 일반적인 원인

| 항원의 종류 | 특이 항원 | 사례 및 해석 |
|---|---|---|
| 약물 | 페니실린(항생물질) | 미국에서 가장 많이 발생하며 면역글로불린(IgE)과 연관된 반응의 원인 |
| | 베타 락탐 항생제(세팔로스프린) | 페니실린의 알레르기 반응 환자와 교차 반응이 가능 |
| | 기타 항생제 | 암피실린 |
| | 설파제(항생물질) | 설파노미드, 설피소사졸 |
| | 근육 이완제, 수면제, 마취제 | 아세타미노펜, 코데인, 모르핀, 메페리딘 |
| | 살리실산 | 아스피린 |
| | 콜로이드 | |
| | 국소 마취제 | 프로카인 |
| | 효소 | 키모트립신, 페니실린분해효소 |
| | 혈액 수혈 불일치 | |
| | 방사선 촬영시 사용되는 조영제 | 정맥 신우조영 |

| | | |
|---|---|---|
| | 생물학적 추출물과 호르몬 | 인슐린, 헤파린 |
| | 백신 | |
| 곤충에 쏘인 경우 | 꿀벌, 말벌, 불개미 | 0.5–3% 사람은 곤충에 쏘인 후 알레르기 반응이 있음 |
| 음식(아나필락시스의 가장 흔한 원인) | 땅콩 | 땅콩 단백질의 최소 100ug의 아주 적은 양으로도 알레르기 발생 가능 |
| | 견과류, 생선, 조개류 | 모든 연령에서 발생 가능 |
| | 과일 | 망고, 딸기 |
| | 계란, 콩, 우유 | 어린이에게 흔함 |

계속

아나필락시스의 일반적인 원인, 계속

| 항원의 종류 | 특이 항원 | 사례 및 해석 |
|---|---|---|
| 라텍스(골수형성 이상, 요로생식기 기형, 라텍스에 자주 노출되는 환자, 감수성이 떨어져 치료를 받는 환자) | 라텍스로 만들어진 장갑 및 기타 재료 | 질병에 대한 인식과 생산과정에서의 처리에 의해 발생률이 점점 줄고 있다.<br>바나나, 키위, 딸기 알레르기가 있는 사람은 알레르기가 발생할 수 있다. |
| 면역요법 | 알레르기 항원 면역치료, 피부반응검사(아토피질환이 있는 환자는 아나필락시스의 위험이 높음) | 드물게 천식과 관련, 약물 오·남용, 과다복용, 면역치료 중 베타차단제 사용 |
| 동물 | 비듬, 동물 혈청 | 긴 털을 가진 동물<br>말 혈청, 감마글로불린 |

## 아나필락시스의 증상 및 징후*

| 기관 | 증상 및 징후 |
|---|---|
| 피부 | • 따뜻함<br>• 홍조<br>• 가려움증<br>• 붓고 충혈된 눈<br>• 얼굴과 혀의 부종<br>• 손과 발의 부종<br>• 두드러기 |
| 호흡 | • **호흡곤란**<br>• 목구멍과 가슴 조임<br>• 그렁거림(협착음)<br>• 쉰 소리<br>• 목구멍이 부어오름<br>• 쌕쌕거림<br>• 수포음<br>• 기침<br>• 재채기 |
| 심장혈관 | • 부정맥<br>• **저혈압**<br>• **빠른 맥박** |
| 위장관 | • 복부경련<br>• 욕지기<br>• 팽창<br>• 복부팽만<br>• 오심<br>• 물설사 과다 |

(계속)

*주요지표는 굵은 글씨로 표시함

**아나필락시스의 증상 및 징후*, 계속**

| 기관 | 증상 및 징후 |
|---|---|
| 중추신경계 | • 두통<br>• 어지럼<br>• 혼동<br>• 불안, 안절부절<br>• 소실 직전의 감각<br>• 정신 상태 변화 |

*주요지표는 굵은 글씨로 표시함

## 에피네프린 자가 주사기

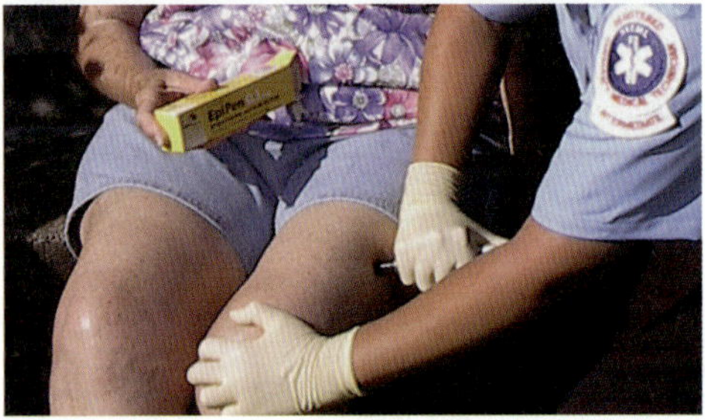


자가 주사기로 에피네프린을 투여하는 것은 다리의 안정과 관련되어 있다. 넙적다리에 확실히 자가 주사기를 찌르고 모든 약이 주입될 때까지 유지한다.

## 주의해야 할 뱀과 곤충

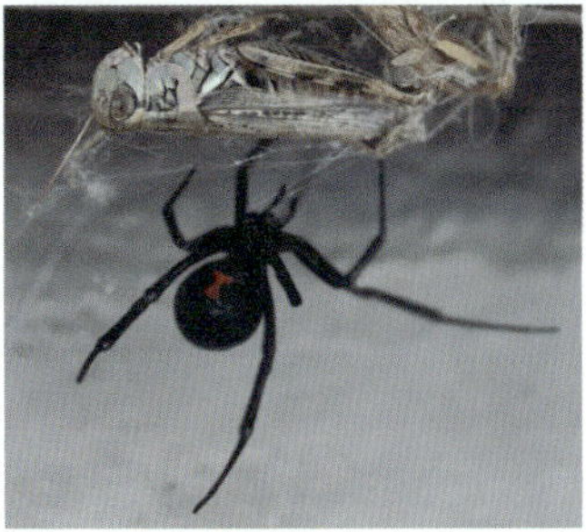

검은과부거미 (black widow)

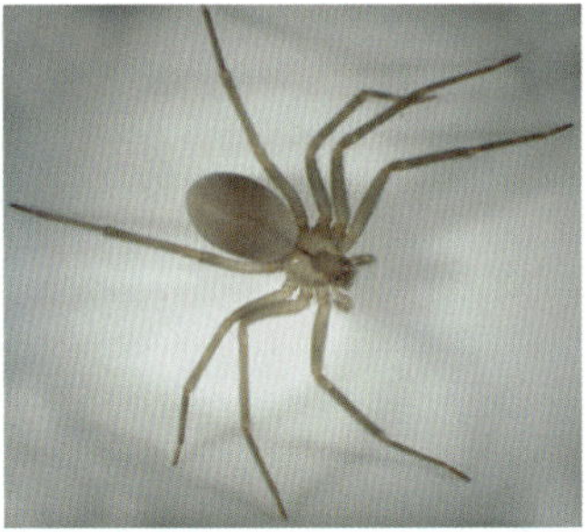

갈색 은둔거미 (brown recluse)

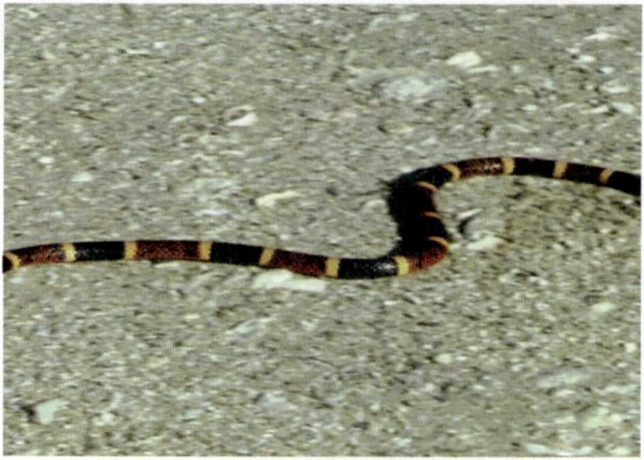

산호독사

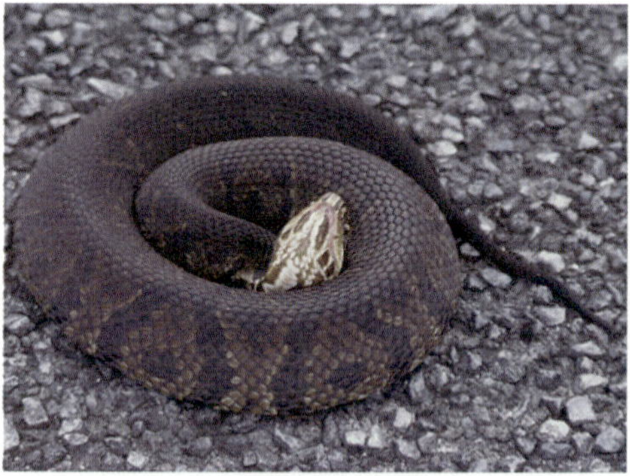

늪살모사

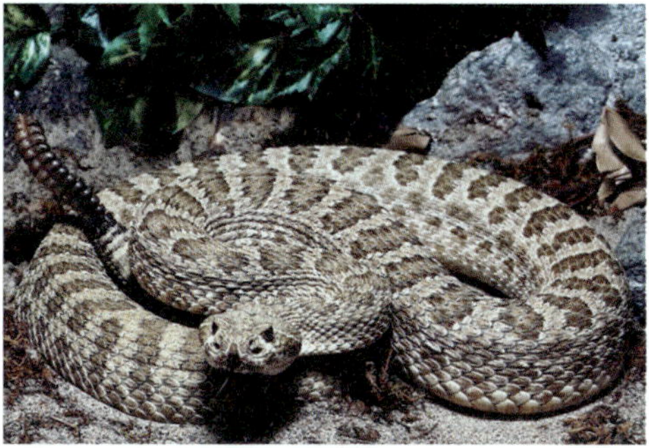

방울뱀

SECTION 8

# 의학 : 위장관계, 비뇨생식기, 혈액학적 GI, GU, AND HEMATOLOGIC

CONTENTS

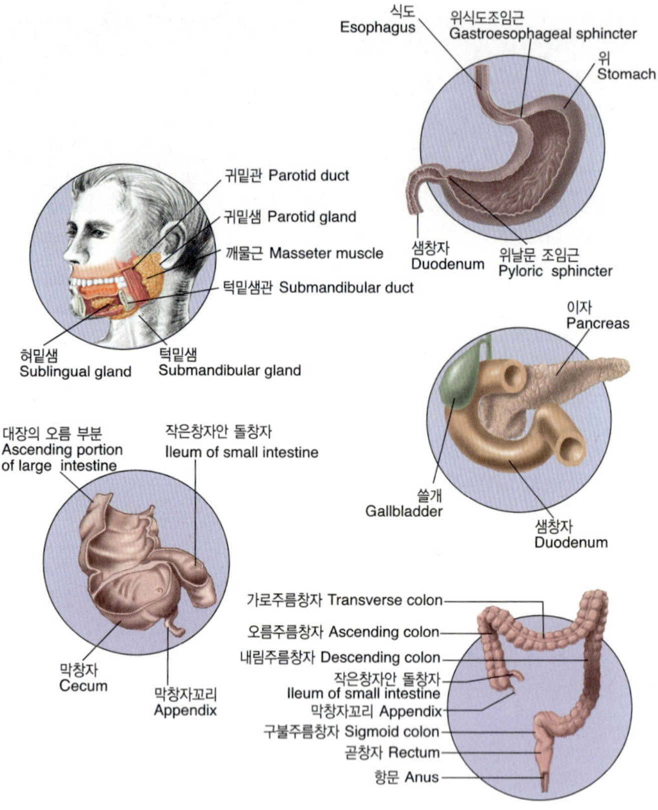

식도 Esophagus
위식도조임근 Gastroesophageal sphincter
위 Stomach
샘창자 Duodenum
위날문 조임근 Pyloric sphincter
귀밑관 Parotid duct
귀밑샘 Parotid gland
깨물근 Masseter muscle
턱밑샘관 Submandibular duct
혀밑샘 Sublingual gland
턱밑샘 Submandibular gland
이자 Pancreas
쓸개 Gallbladder
샘창자 Duodenum
대장의 오름 부분 Ascending portion of large intestine
작은창자안 돌창자 Ileum of small intestine
막창자 Cecum
막창자꼬리 Appendix
가로주름창자 Transverse colon
오름주름창자 Ascending colon
내림주름창자 Descending colon
작은창자안 돌창자 Ileum of small intestine
막창자꼬리 Appendix
구불주름창자 Sigmoid colon
곧창자 Rectum
항문 Anus


위장관계통 해부학

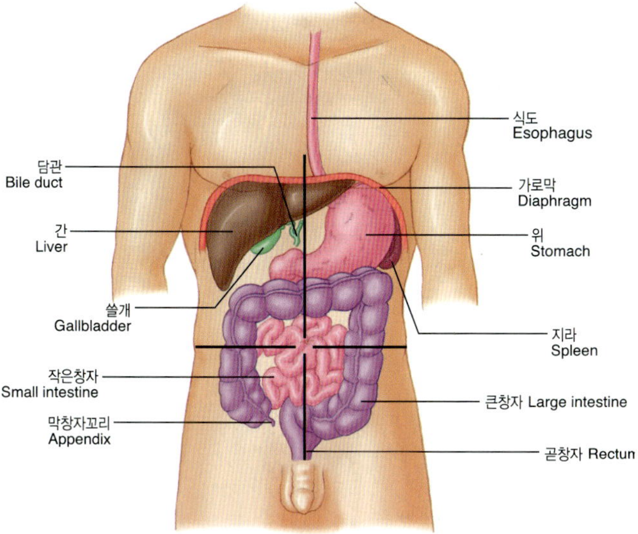


**고형장기** : 간, 지라, 이자(관통상이나 압좌 손상)

**속빈장기** : 쓸개, 위, 장(복강 내에 관통상)

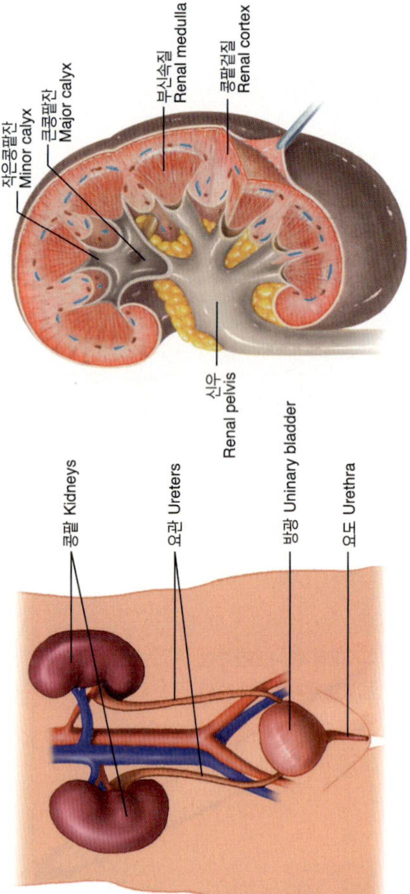
작은콩팥잔 Minor calyx
큰콩팥잔 Major calyx
부신속질 Renal medulla
콩팥겉질 Renal cortex
신우 Renal pelvis
콩팥 Kidneys
요관 Ureters
방광 Uninary bladder
요도 Urethra

비뇨기계통 해부학

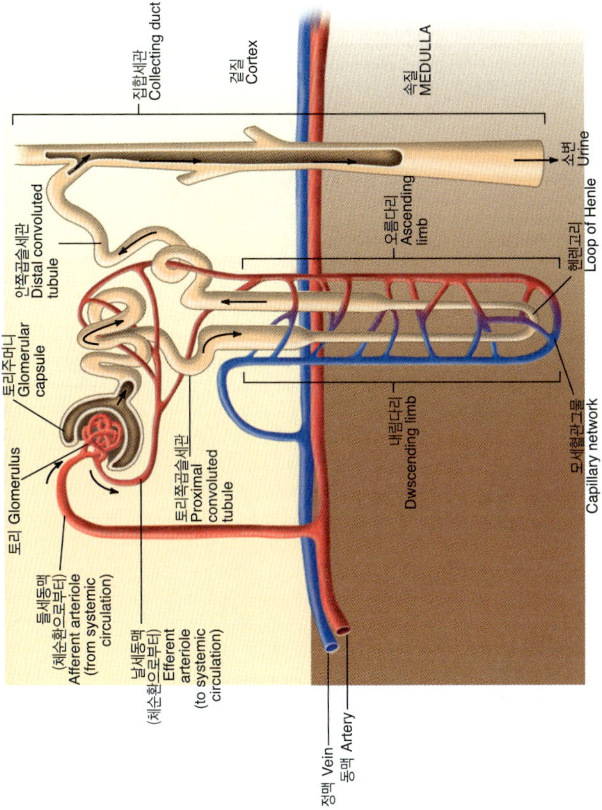
집합세관
Collecting duct
겉질
Cortex
속질
MEDULLA
안쪽곱슬세관
Distal convoluted
tubule
토리주머니
Glomerular
capsule
토리 Glomerulus
들세동맥
(체순환으로부터)
Afferent arteriole
(from systemic
circulation)
날세동맥
(체순환으로부터)
Efferent
arteriole
(to systemic
circulation)
토리쪽곱슬세관
Proximal
convoluted
tubule
오름다리
Ascending
limb
내림다리
Dwscending limb
헨레고리
Loop of Henle
모세혈관그물
Capillary network
소변
Urine
정맥 Vein
동맥 Artery

콩팥단위

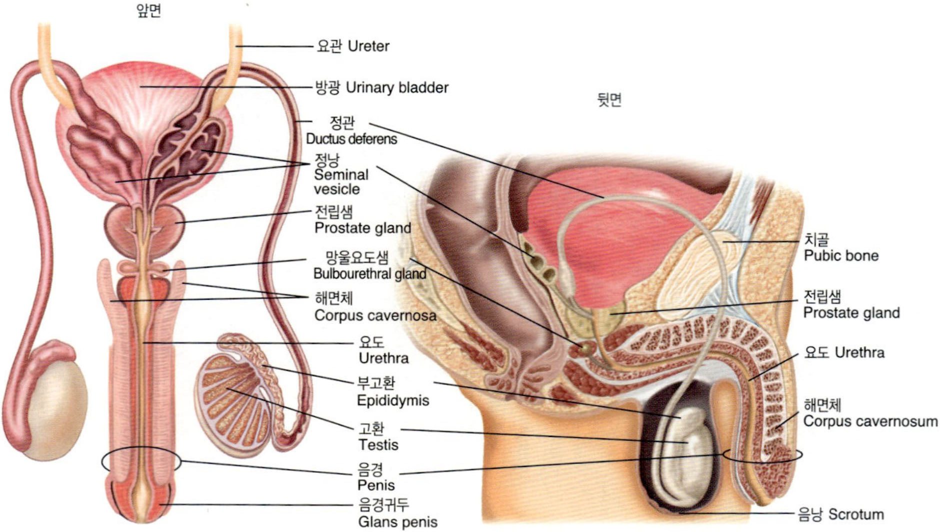
앞면
요관 Ureter
방광 Urinary bladder
정관
Ductus deferens
정낭
Seminal
vesicle
전립샘
Prostate gland
망울요도샘
Bulbourethral gland
해면체
Corpus cavernosa
요도
Urethra
부고환
Epididymis
고환
Testis
음경
Penis
음경귀두
Glans penis
뒷면
치골
Pubic bone
전립샘
Prostate gland
요도 Urethra
해면체
Corpus cavernosum
음낭 Scrotum

요도와 전립샘

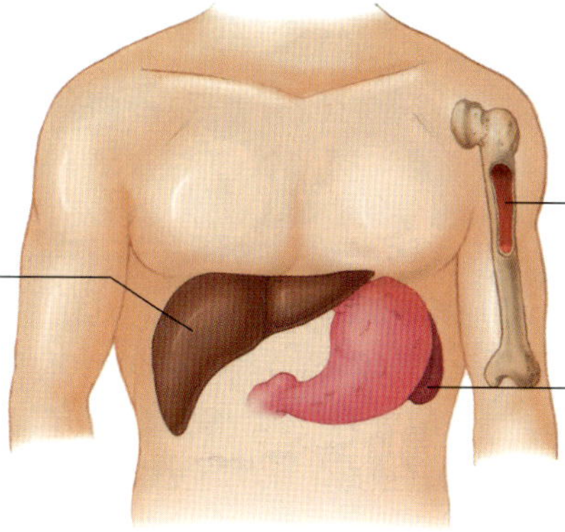


혈액계통 기관

## 혈액 유형

**4가지 주요반사**

| 혈액 유형 | ABO 항원 | ABO 항체 | 사용가능한 헌혈자의 혈액 종류 |
|---|---|---|---|
| A | A | 항체 B | A, O |
| B | B | 항체 A | B, O |
| AB | A, B | 없음 | A, B, AB, O |
| O | 없음 | 항체 A, 항체 B | O |

## 혈액이상 시 관찰되는 일반적인 소견

| 기관 | 관찰 소견 |
|---|---|
| 피부 | 지혈 안 되는 출혈, 불명확하거나 만성 타박상, 가려움증, 창백 혹은 황달(노란색 피부는 대부분 간의 문제를 시사함) |
| 소화기 | 코 출혈, 잇몸 출혈이나 잇몸 감염, 궤양, 흑색변, 간 기능상실(황달을 유발) |
| 골격 | 만성적으로 관절이나 뼈에 통증과 경축을 유발 |
| 심장혈관계 | 호흡곤란, 빠른 맥박, 가슴통증, 객혈 |
| 비뇨생식계 | 혈뇨, 월경과다, 만성 혹은 반복감염 |

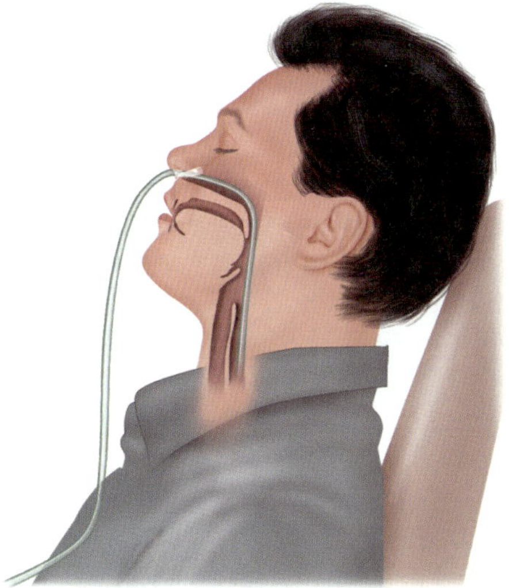

**위장관 튜브**(위 압력감소, 액체 배액(제거), 약물 공급 및 음식물 제공하기 위해 사용)

## ■ 위장관 튜브 삽입

① 알맞은 튜브를 준비한다.

② 환자에게 절차를 설명한다.

③ 코끝에서부터 귓불까지 길이를 측정한고, 귓불에서부터 복장뼈 말단(칼돌기)까지 튜브의 길이를 측정하여 튜브에 테이프를 이용하여 삽입할 깊이를 표시한다.

④ 튜브 끝(10–15cm)에 수용성 윤활제를 바른다.

⑤ 환자의 머리를 뒤로 젖히고 튜브를 콧구멍으로 삽입하여 코인두를 통과하게 한다. 이 과정에서 기침을 일으킬 수 있으며 필요에 따라 환자에게 휴식을 취하도록 한다.

⑥ 환자의 머리를 정상 위치로 하고 환자에게 튜브를 통해 물을 한 모금 마시라고 하며 튜브를 원하는 위치에 닿을 때까지 밀어 넣는다.

⑦ 만약 환자가 기침을 하거나 청색증을 보인다면 튜브가 기관지로 들어간 것을 의미하기 때문에 즉시 제거하고 휴식을 취한 후 다시 시도한다.

⑧ 위장관 튜브의 위치를 확인한다.

a. 청진기를 명치 부위에 위치시키고 튜브에 5mL의 공기를 주입하여 공기 들어가는 소리가 위에서 들린다면 바르게 삽입된 것이다.

b. 튜브를 통해 조심스럽게 흡입을 하였을 때 위 내용물이 나온다면 튜브가 위에 위치하고 있음을 알 수 있다.

⑨ 튜브를 테이프를 이용하여 고정을 시키고 코 점막의 마찰을 최소화하도록 한다.

⑩ 삽입과 시술에 대한 환자의 참는 정도를 기록지에 항상 내용을 기록한다.

## 위창냄술튜브(위관)

위창냄술튜브는 다양한 이유로 삽입될 수 있다.

위창냄술튜브는 일시적 혹은 영구적으로 필요할 수 있다.

위창냄술튜브의 삽입은 다음과 같은 경우에 삽입을 권장할 수 있다.

- 입, 식도, 위장의 결함을 갖고 태어났을 때(식도 막힘 혹은 기관지 식도누관)
- 환자가 음식을 제대로 삼킬 수 없을 때
- 입으로 영양소를 충분하게 식사를 할 수 없어서 영양실조에 걸린 환자
- 식사를 할 때 지속적으로 흡인되는 환자

위장과 배의 상처는 5-7일이면 치유되고, 보통 통증은 약물요법을 통해 관리할 수 있다.

환자는 적어도 24시간 동안 입으로 음식을 주는 대신에 정맥으로 주입한다.

장음이 들릴 때 음식을 먹을 수 있으며 부드러운 음식을 천천히 시작하고 점차적으로 증가한다.

환자나 가족에게 설명해 준다.

- 튜브 주위의 피부를 관리하는 방법
- 감염의 증상 및 징후
- 튜브를 수평으로 한다.
- 튜브 막힘의 증상과 징후
- 튜브를 통해 위장 비우기
- 위 튜브를 통해 어떻게 공급하는지 설명
- 어떻게 튜브를 의복 아래에 넣는지 설명

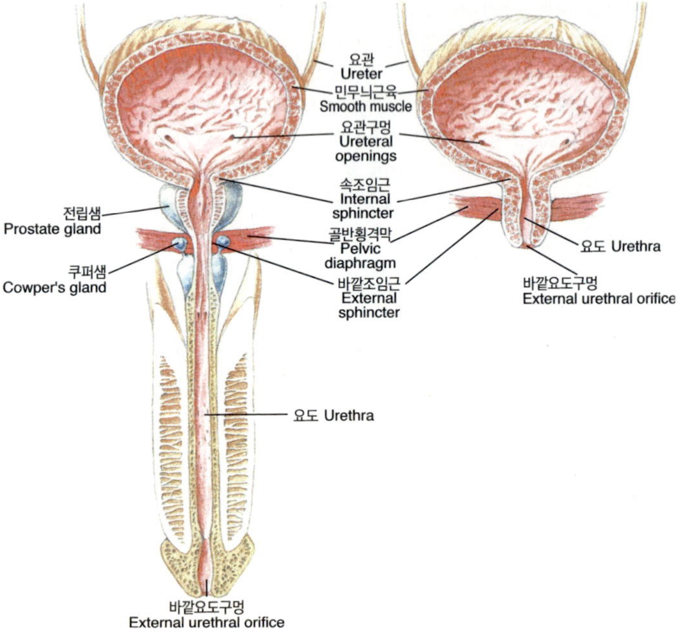


남성과 여성 요도 비교

의학 : 신경 및 행동 MEDICAL: NEURO AND BEHAVIORAL
심혈관계 CARDIOVASCULAR
의학 : 감염, 내분비, 환경 및 알레르기 Medical : Infectious, Endocrine, Environmental, and Allergy
의학 : 위장관계, 비뇨생식기, 혈액학적 MEDICAL: GI, GU, AND HEMATOLOGIC

## 정상 소변의 특징

| 특징 | 설명 |
|---|---|
| 색 | 노란색 혹은 호박색, 농도와 식이에 따라 다양하게 나타남 |
| 탁도 | 맑거나 약간 흐림 |
| 양 | 하루에 1-2L, 적어도 시간당 30mL 이상 |
| pH | 4.5-8.0 |
| 비중 | 1.015-1.025 |

## 급성콩팥기능상실 증상 및 징후

| 신전성 급성콩팥 기능상실 | 신성 급성콩팥 기능상실 | 신후성 급성콩팥 기능상실 |
|---|---|---|
| • 저혈압<br>• 빠른 맥박<br>• 어지럼<br>• 갈증 | • 옆구리 통증<br>• 관절 통증<br>• 소변 감소<br>• 고혈압<br>• 두통<br>• 혼동<br>• 발작 | • 옆구리 아래, 배, 샅고랑 부위, 생식기관에서 통증을 느낌<br>• 소변 감소<br>• 방광팽창<br>• 혈뇨<br>• 말초 부종 |

## 투석 환자의 응급상황

| 문제 | 처치 |
|---|---|
| **투석 자체와 관련된 문제** | |
| 저혈압 | 생리식염수 50mL를 정맥내로 투여 |
| 션트에서 출혈 | 션트를 다시 연결할 수 없다면 션트를 묶고 쇼크의 징후를 확인 |
| 칼륨 불균형 | 저칼륨혈증: 아트로핀으로 느린맥 치료<br>고칼륨혈증: 칼슘과 중탄산염 사용을 고려 |
| 불균형 증후군 | 보존적 치료를 시도 |
| 공기색전증 | 왼쪽 측면으로 누운 자세에서 머리를 10도 낮춘 자세를 유지한다. |
| 기계 고장 | 기계를 끄고 션트 끝을 묶은 후 기계로부터 환자를 이동 |
| **투석을 받는 환자에게 쉽게 발생되는 문제** | |
| 울혈성 심장기능상실 | 환자에게 산소공급을 하며 앉은 자세를 취하게 하고, 투석이 가능한 의료기관으로 이송 |
| 심근경색증, 부정맥 | 치료에 있어서 약물의 투여에 주의가 필요 |
| 고혈압 | 환자 이송, 유일한 치료는 투석 |
| 심장눌림증 | 발견 시 가능한 빠른 이송이 중요 |
| 요독성 심장막염 | 산소공급, 편한 자세로 이송 |
| 경막밑 혈종 | 산소공급, 빠른 이송 |

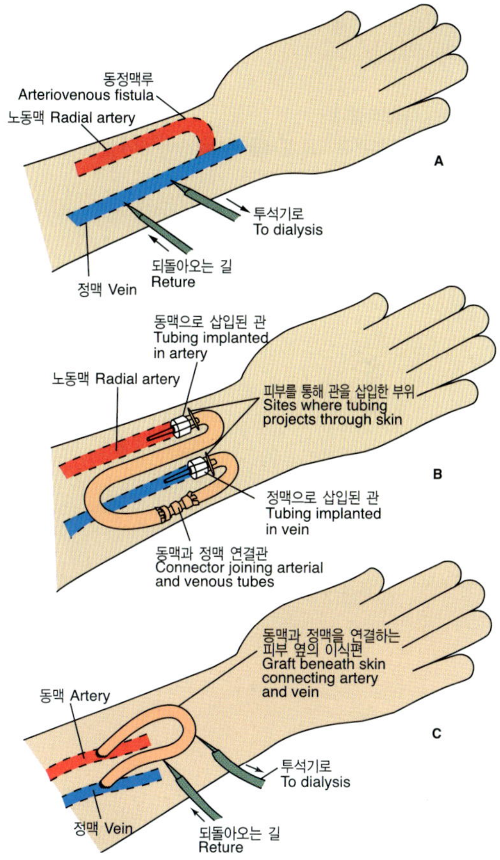
동정맥루
Arteriovenous fistula
노동맥 Radial artery
A
투석기로
To dialysis
되돌아오는 길
Reture
정맥 Vein
동맥으로 삽입된 관
Tubing implanted
in artery
노동맥 Radial artery
피부를 통해 관을 삽입한 부위
Sites where tubing
projects through skin
B
정맥으로 삽입된 관
Tubing implanted
in vein
동맥과 정맥 연결관
Connector joining arterial
and venous tubes
동맥과 정맥을 연결하는
피부 옆의 이식편
Graft beneath skin
connecting artery
and vein
동맥 Artery
C
투석기로
To dialysis
정맥 Vein
되돌아오는 길
Reture

투석용 캐뉼러

## 위장식도 역류 질환(GERD)

위장식도 역류 질환은 식도 조임근이 느슨해지고 기능장애로 인해 위 내용물의 역류와 함께 관련된 증상이 나타난다.

원인이 되는 요인은 다음과 같다.

- 틈새 탈장은 위의 위쪽 부분이 식도 틈새를 통해 가슴에 깊이 들어가는 경우에 발생한다.
- 식이 및 생활방식(과식, 알코올, 흡연, 비만)
- 가족력은 위식도 역류 질환의 발생 확률을 4배나 증가시킨다.
- 식도 조임근의 근육긴장을 회복하기 위해 약물을 사용한다.

**위장식도 역류환자 관리**

| 선택 | 설명 |
|---|---|
| 생활방식 변화 | 초콜릿, 박하양념, 기름으로 튀기거나 지방이 많은 음식, 커피, 알코올은 식도 조임근을 악화시킬 수 있으므로 피한다.<br>감귤류, 과일주스, 토마토 제품, 매운 음식, 마늘, 양파는 식도내층을 약하게 할 수 있으므로 피한다.<br>소식<br>식후 3시간 동안 눕지 않는다.<br>필요한 경우 체중조절<br>금연<br>느슨한 옷을 착용<br>잠잘 때는 상체를 15-20cm 올리고 잔다. |

(계속)

### 위장식도 역류 환자의 처치

| 선택 | 설명 | 약물 |
| --- | --- | --- |
| 약물치료 | 경도의 명치 쓰림과 위식도 역류 증상을 감소시키기 위해 제산제를 이용할 수 있다. | Alka-seltzer, Maalox, Mylanta, Pepto-Bismol, Rolaids, Riopan |
| | 일부 약물은 거품같이 작용하여서 위의 내용물을 덮어 역류를 예방한다. | Gaviscon |
| | 히스타민-2 수용체와 길항제는 염산의 과다생성을 줄인다. 이 약물들은 위식도 역류를 일시적으로 감소시키지만 몇 주 이상 사용할 수 없다. | Tagamet HB(cimetidine)<br>Pepcid AC(famotidin)<br>Axid AR(nizatidine)<br>Zantac 75(ranitidine) |
| | 히스타민-2 수용체와 길항제는 항산성제의 복합제제도 사용가능하다. | Pepcid Complete |
| | 가슴 쓰림을 조절하는 약물의 주요 작용은 잘 알려져 있고, 위산 생성 감소를 긴 시간 동안 유지시켜 준다. | Prilosec OTC |

SECTION 9

# 산부인과와 신생아 소생술

OB/GYN AND NEONATAL RESUSCITATION

CONTENTS

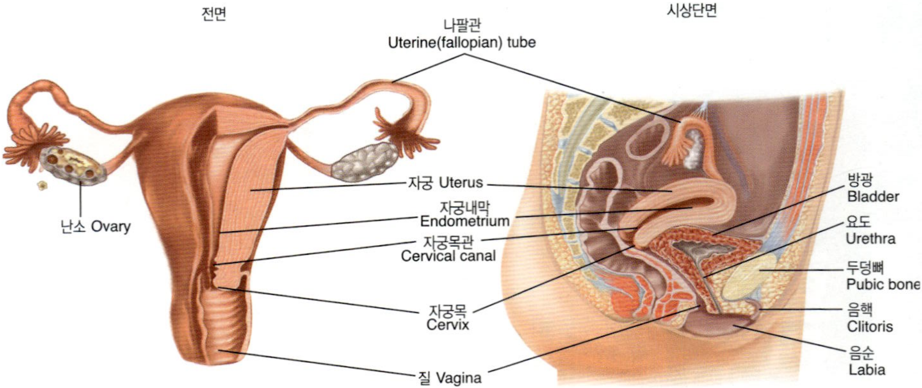
전면
시상단면
나팔관
Uterine(fallopian) tube
자궁 Uterus
자궁내막
Endometrium
자궁목관
Cervical canal
자궁목
Cervix
질 Vagina
난소 Ovary
방광
Bladder
요도
Urethra
두덩뼈
Pubic bone
음핵
Clitoris
음순
Labia

여성 생식관

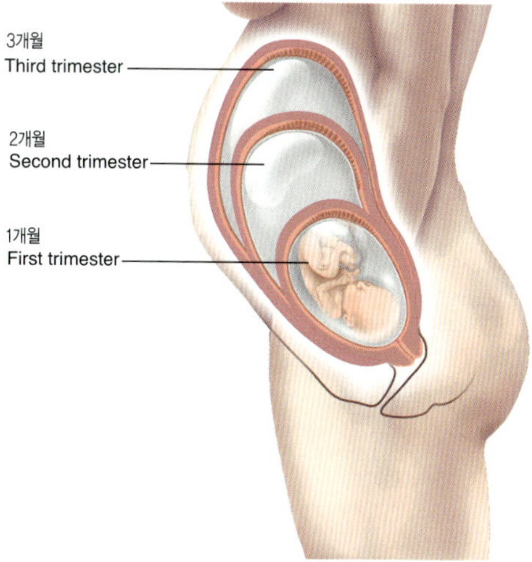


## 임신 3개월*

*3개월의 기간 : 임신 기간을 3개월씩 나눌 때의 기간

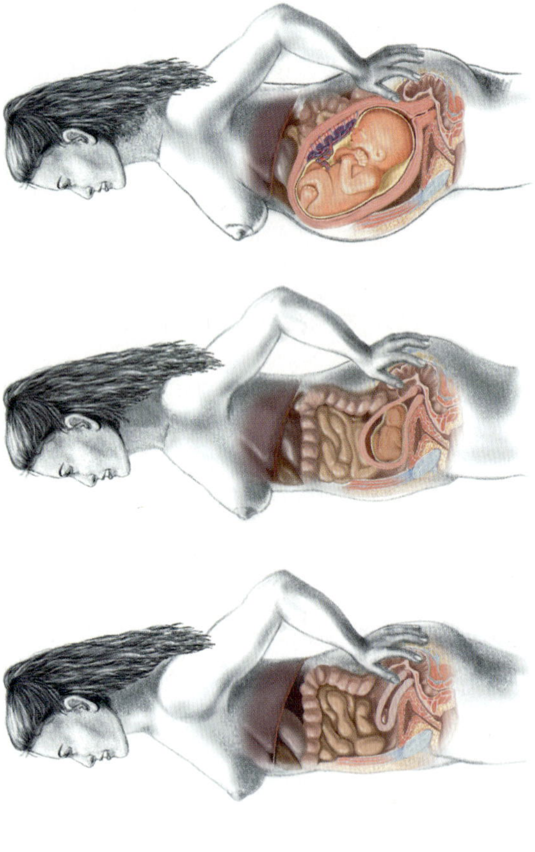

임신 1개월

임신 2개월

임신 3개월

임신 기간 중 여성 몸의 변화

## 임신 시의 호르몬

| 호르몬 | 기능 |
|---|---|
| 난포자극호르몬(FSH) | 난포의 자극과 성장 |
| 황체형성호르몬(LH) | 난자의 발생과 배란 |
| 황체호르몬(Progesterone) | 임신의 유지 |
| 프로락틴(Prolactin) | 모유 분비 및 시작과 유지 |
| 옥시토신(oxytocin) | 자궁수축과 모유 분비 촉진 |

## 체중 증가

| 임신 기간 | 체중 증가 |
|---|---|
| 임신 초기 | 약 900g–1.36kg |
| 임신 중기 | 매주 약 326g 증가 |
| 임신 말기 | 약 11.34kg |

## 태아 발달 단계

| 나이 | 생리학 | 태아의 성장 발달 |
|---|---|---|
| 4주 | 인체 계통의 기초 형성<br>팔다리 형성<br>눈, 귀, 코가 보이기 시작 | 태아의 심장이 뛰기 시작하는지 |
| 8주 | 머리가 커짐<br>뇌의 발달과 성 구별 시작<br>뼈는 골화되기 시작 | 모든 인체기관이 형성됨 |
| 8-12주 | 태아순환, 태반, 손가락과 발가락 완성 | 태아의 심장음을 도플러로 들을 수 있음 |
| 16주 | 약 120g<br>성 구별<br>코 중격과 입천장 완성<br>콩팥에서 소변 배설 시작 | 태아의 성별을 알 수 있음<br>태아가 아기모습을 띠기 시작<br>엄마가 태아의 움직임을 느낄 수 있음 |
| 20주 | 대략 300g<br>태지와 솜털이 존재하고 몸을 보호해줌<br>태아의 움직임이 느껴짐<br>심장소리를 지각할 수 있음<br>심장박동을 태아청진기로 들을 수 있음 | 정기적으로 태아가 자고, 빨고, 발로 참<br>손을 쥘 수 있음<br>아기가 자궁 내에서 편안히 있는 것처럼 보임<br>머리카락, 눈썹, 속눈썹이 존재 |

**태아 발달 단계, 계속**

| 나이 | 생리학 | 태아의 성장 발달 |
|---|---|---|
| 24주 | 약 700g<br>피부가 주름져 보이고 눈썹과 손톱이 발달함 | 활동이 증가됨<br>태아의 호흡기계통이 발달하기 시작 |
| 28주 | 약 1.2kg<br>피부가 붉은색<br>동공 막이 눈에서 보이지 않음<br>만약 이 기간에 태어난다면, 의학적인 중재 없이는 생존할 수 없음 | 눈이 떠지고 감기기 시작함<br>태아가 이 시기부터 호흡 가능함<br>호흡에 필요한 계면활성제가 형성되기 시작<br>태아가 최종 크기의 2/3 정도임 |
| 32주 | 약 1.7–2.6kg<br>손톱과 발톱 및 지문 형성<br>태아의 활동이 활발함<br>피부밑지방의 축적의 증가<br>솜털이 없어짐 | 태아가 손톱과 발톱을 가지고 있음<br>피부밑지방이 밀집됨<br>몸이 덜 주름지고 붉어 보임 |
| 38주 이상 | 약 3.6kg<br>뼈와 머리뼈가 골화되고 머리봉합이 합쳐짐<br>피부는 부드러움<br>눈이 석판 색을 띰 | 태아가 자궁 전체를 차지<br>태아는 항체를 엄마로부터 받음 |

Adapted from Edlin, G & Golanty, E. (2004). Health and Wellness. Sudbury, MA: Jones and Bartlett Publishers, p. 176–177.

## 진성 및 가성 분만

| 분만의 종류 | 수축 | 자궁경부 | 불편감 |
|---|---|---|---|
| 진성 | 빈도, 기간, 강도가 규칙적임 | 자궁목 소실 및 확장이 진행됨 | 대부분 등의 통증 및 월경통 같은 통증 |
| 가성 | 빈도, 기간, 강도가 규칙적이지 않음 | 특별한 변화 없음 | 대부분 배와 샅고랑 부위 통증 |

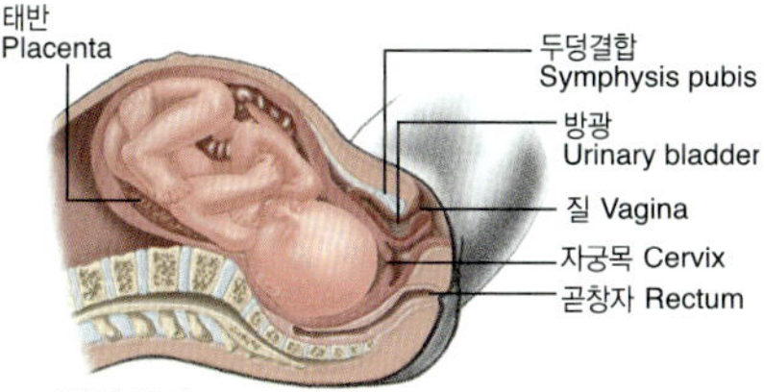


**1단계 초기**

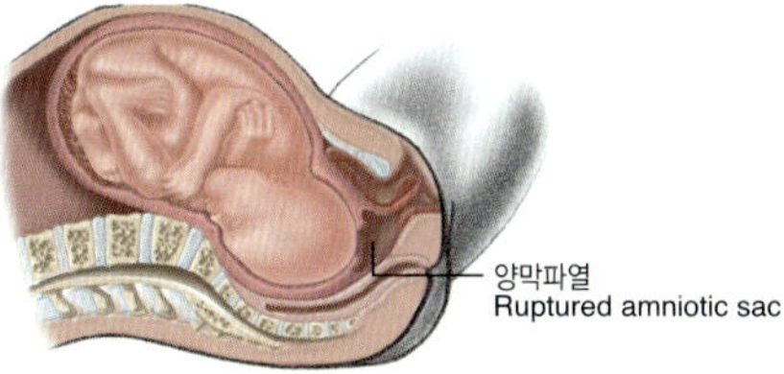


**1단계 후기 : 변이**

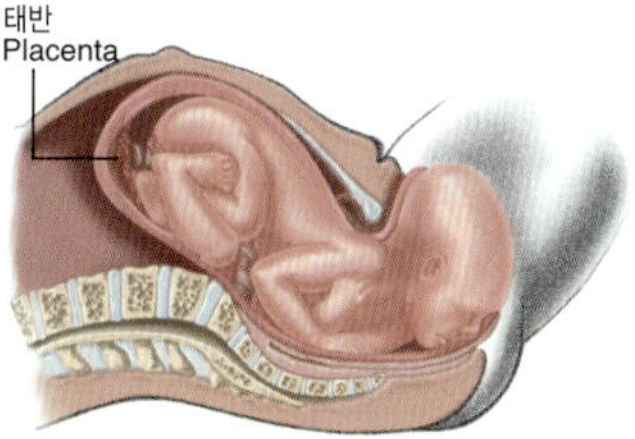


**2단계**

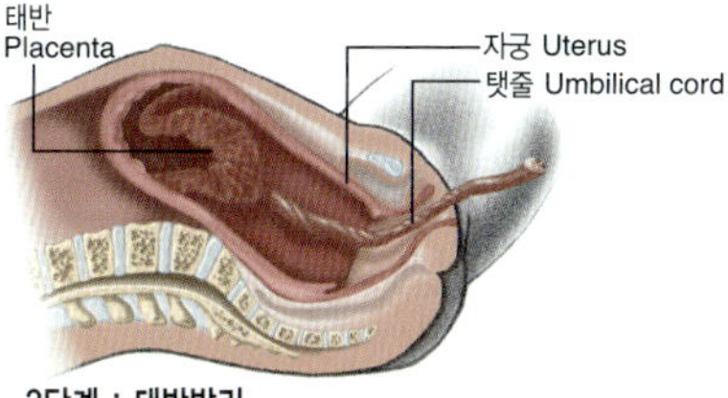


**3단계 : 태반박리**

**분만 단계**

**분만 단계**

| 단계 과정 | 자궁목 확장 | 자궁수축 | 산모의 반응 | 보존적 방법 |
|---|---|---|---|---|
| 단계1 : 잠복기 | 1-4cm | 매 10-20분, 15-20초의 기간, 약한 강도<br>매 5-7분, 30-40초의 기간, 중간 정도의 강도로 진행 | 일반적으로 이야기하기를 좋아하며 행복해 하고, 분만을 기다림<br>몸이 필요로 하는 것을 돌봐주도록 의존하고, 정보를 찾으려 함 | 상호 신뢰관계 구축<br>지식의 구축과 필요로 하는 것을 앎<br>호흡방법의 지도가 필요<br>편안한 자세와 보행의 격려<br>수분섭취를 격려하고 1-2시간마다 소변을 보게 함 |
| 단계1 : 활성기 | 4-7cm | 매 2-3분, 40-60초의 기간, 중간에서 강한 강도 | 무력감을 느낌<br>수축이 증가할수록 증가된 피로감과 안절부절<br>포기할 수 없는 두려움을 표현 | 호흡 패턴을 유지하도록 격려<br>조용한 환경을 만들어줌<br>외부의 자극을 줄여줌<br>계속 격려하고, 진행되고 있는 경과에 대한 설명<br>편안한 방법을 찾아줌<br>수분섭취를 격려하고 1-2시간마다 소변을 보게 함 |

| | | | | |
|---|---|---|---|---|
| 단계 과정1 변이 | 8–10cm | | 혼자 남는 데 대한 두려움<br>수축에 따라 자궁경부가 열리는 데 두려움을 가짐<br>물리적 불쾌 | 수축 사이 휴식을 격려<br>수축 시 호흡하는 방법을 설명<br>진행경과에 대한 설명<br>프라이버시를 유지하고 편안하게 해줌<br>1–2시간이면 분만할 수 있다고 격려 |
| 단계2 | 완전 | 매 2분 | 무력감을 느낌<br>아이를 분만할 수 있다는 기쁨 | 아이를 밀어내는 데 노력하도록 함<br>편안한 자세를 유지하도록 격려<br>노력에 대해 칭찬해주고 격려해줌<br>진행경과에 대한 정보를 계속 줌<br>얼음 팩을 준비<br>프라이버시를 유지함 |

## 신생아 평가

**아프가 점수(APGAR)**

| 징후 | 활성도 (근육긴장도) | 맥박 | 얼굴 찡그림 (반사흥분성) | 피부색 | 호흡 |
|---|---|---|---|---|---|
| 0 | 없음 | 없음 | 없음 | 창백함 | 없음 |
| 1 | 약한 팔다리 움직임 | < 100회/분 | 찡그림 | 팔다리를 제외하고 분홍색 | 느리고 불규칙 약한 울음 |
| 2 | 활동적으로 움직임 | > 100회/분 | 기침, 재채기, 울음 | 몸 전체 분홍색 | 규칙적 강한 울음 |

어떻게 이용하는가?

출생 후 1분과 5분 후 아프가 점수를 측정한다.

0–3점은 응급소생처치가 시행되어야 함을 의미

4–7점은 산소 공급과 인공호흡 처치가 필요함을 의미

8–10점은 정상으로 간주함

## 신생아 활력징후

| | |
|---|---|
| **맥박** | 정상 : 120-160회/분 |
| | 수면 시 : 100회/분 이하 |
| | 울 때 : 180회/분 이상 |
| | 참고 : 1분 동안의 심장박동을 측정 |
| **호흡** | 정상 : 30-60회/분 |
| | 주로 가로막과 배의 움직임에 따라 동시에 |
| | 참고 : 1분 동안의 호흡을 측정 |
| **혈압** | 태어날 때의 정상수치 |
| | 수축기 60-80mmHg |
| | 이완기 40-45mmHg |
| | 10일째 정상수치 |
| | 수축기 100mmHg |
| | 이완기 50mmHg |
| **체온** | 정상범위 : 36.5-37.5℃ |
| | 겨드랑이 : 36.4-37.2℃ |
| | 피부 : 36.0-36.5℃ |
| | 항문 : 36.6-37.2℃ |

## 응급구조사의 특별한 응급처치

### 신생아 소생술

심박수가 100회/분 이상이고 효과적인 호흡 및 피부가 분홍색을 띠게 하는 것.

초기 30초 내에 평가해야 하는 것 :

- 따뜻함
- 자세
- 기도를 깨끗하게
- 건조, 자극, 교정
- 평가(호흡, 심박수, 피부색)

30초 내에 재평가 :

- 심박수가 100회/분 미만이면 산소보충을 위해 백-밸브마스크환기
- 심박수가 100회/분을 초과하고 청색증이 있으면 충분한 산소를 공급
- 심박수가 100회/분을 초과하고, 분홍색을 띠면 관찰하고 이송을 준비

30초 내에 재평가 :

- 심박수가 60회/분 미만이면 심박수가 100회/분 이상이 될 때까지 CPR 시행
- 심박수가 60회/분 이상이나 100회/분 미만이면, 산소보충을 위해 백-밸브마스크 환기를 준비하고, 가슴압박 실시(심박수가 100회/분 이상이 될 때까지)
- 심박수가 100회/분을 초과하고, 청색증이면 충분한 산소를 공급해주고, 이송을 준비
- 심박수가 100회/분을 초과하고, 분홍색을 띠면 관찰하고 이송할 준비

참고 : 투약, 삽관 및 골내주사, 수액공급을 시행할 때 지침을 따른다.

SECTION 10

# 소아 PEDIATRICS

CONTENTS

## 평가

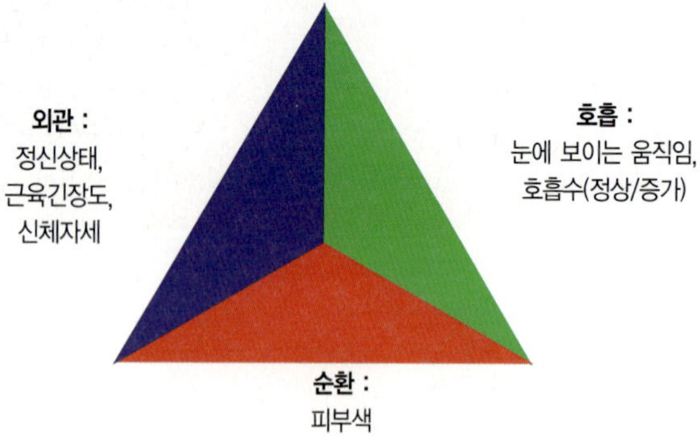


소아 평가 삼각 구도(PAT)

## TICLS 기억

| 특성 | 확인할 사항 |
|---|---|
| 긴장<br>(Tone) | 어린이가 잘 움직이거나 세게 저항하는가?<br>어린이가 좋은 근육긴장도를 가지고 있는가? 아니면 어린이가 자는지, 축 처져 있는지 관찰 |
| 반응성<br>(Interactiveness) | 어린이가 얼마나 정신상태가 뚜렷한가? 사람이나 물건, 소리가 그 어린이의 관심을 얼마나 끌거나 떨어뜨리는가? 그 어린이가 펜 라이트나 설압자 같은 실험도구나 장난감을 꽉 잡거나 놀거나 하는가? 아니면 어린이를 돌봐주는 사람이나 의료인과 놀거나 교류하는 데 의욕이 없는가? |
| 달램<br>(Consolability) | 어린이를 돌봐주는 사람이나 병원의 전문가에 의해 편안해 하는가? 아니면 그 어린이의 울음이나 초조함이 편안하게 안심시키면 괜찮아지는가? |
| 보기 또는 주시<br>(Look or gaze) | 어린이가 아이의 시야를 얼굴에 고정시키는가 아니면 허공을 바라보고 있는가? |
| 음성 또는 울기<br>(Speech or cry) | 어린이가 강하게 자발적으로 우는가 아니면 약하고 고음인가? 말하는 양상이 그 나이에 맞는가 아니면 혼란되어 있는가? |

### 호흡양상

| 특성 | 확인할 사항 |
|---|---|
| 비정상적 기도소리 | 코를 고는지, 쉰 목소리, 소리가 들리지 않음, 그렁거림, 쌕쌕거림 |
| 비정상적 자세 | 재채기자세, 삼각자세, 눕기를 거부 |
| 뒤당김 | 빗장위, 갈비사이, 가슴벽, 복장밑 수축 |
| 벌렁임 | 들숨 시 코를 벌렁임 |

### 순환 및 피부

| 특성 | 확인할 사항 |
|---|---|
| 창백 | 불충분한 혈류로부터 발생하는 하얗거나 창백한 피부나 점막 |
| 피부변색 | 혈관확장이나 혈관수축에서 발생하는 피부변색 |
| 청색증 | 피부나 점막의 푸르스름한 변색 |

## 활력징후

### 정상 호흡수

| 나이 | 호흡수(회/분) |
|---|---|
| 영아 | 25–50 |
| 유아 | 20–30 |
| 학령기 전 | 20–25 |
| 학령기 | 15–20 |
| 청소년 | 12–16 |

## 정상 맥박

| 나이 | 맥박(회/분) |
|---|---|
| 영아 | 100–160 |
| 유아 | 90–150 |
| 학령기 전 | 80–140 |
| 학령기 | 70–120 |
| 청소년 | 60–100 |

## 정상 맥박

| 나이 | 최소 수축기혈압(mmHg) |
|---|---|
| 영아 | > 70 |
| 유아 | > 80 |
| 학령기 전 | > 80 |
| 학령기 | > 80 |
| 청소년 | > 90 |

## 소아의 혈압

혈관과 모세혈관 재충전을 위한 나이 제한

- 3세 이상의 연령에서 혈압 측정
- 영아 및 소아에서 모세혈관 재충혈 측정

빠른 혈압 측정을 위한 일반적인 공식(나이 1–10)

- 수축기 : 90 + (어린이 나이 × 2)
- 이완기 ; 70 + (어린이 나이 × 2)

1세 이상 아동에서 연령에 의해 인정된 혈압 최저 한계를 정하기 위한 공식

- 수축기혈압 : 70 + (2 × 연령)

어린이의 혈압이 다음과 같다면 상태를 심각하게 고려

| 나이 | 수축기혈압(mmHg) |
|---|---|
| 5세 이하 | < 50 |
| 5-12세 | < 60 |
| 청소년 | < 70 |

## 영아의 기도 막힘

참고사항 : 소아의 기도 폐쇄 처치는 성인과 유사하기 때문에 Section 2에서 기술하였다.

### 의식 있는 영아의 심각한 기도 폐쇄

1. 5회 등 두드리기를 시행한다.
2. 5회 가슴 압박을 시행하고, 1번과 2번을 다시 반복한다. 영아의 반응이 없어지거나 이물이 밖으로 나올 때까지 반복시행

### 의식이 없는 영아의 심각한 기도 폐쇄

1. 영아의 기도를 개방하고 입 안에 이물질이 보이는지 확인한다. 만약 이물질이 보이면, 조심스럽게 꺼낸다.
2. 환기를 시행하고, 환기가 되지 않는다면 다시 기도를 개방하여 환기를 시행한다.
3. 가슴압박을 시행한다.
4. 영아 기도를 개방하여 입 안에 이물질이 보이는지 확인한다. 만약 이물질이 보이면, 조심스럽게 꺼낸다. 2-4번을 이물질이 제거되거나 도와줄 사람이 올 때까지 시행한다.

## 영아 또는 소아의 호흡 비율

- 무호흡과 맥박 : 12-20회/분
  - 전문적인 기도관리(예 기관내삽관, 후두마스크, 후두튜브, 콤비튜브)
- 무호흡과 무맥박 : 8-12회/분
  - 전문적인 기도관리

## 소아 심폐소생술의 주요 문제점(성인과 비교)

- 1세 이하를 영아, 1세에서 사춘기까지를 소아로 구분
- 의식이 없고 호흡이 불규칙하면 바로 119에 도움 요청
- 가슴이 올라오는 것을 보며 호흡은 분당 12-20회(3-5초에 1회) 시행
- 영아 가슴압박 위치는 젖꼭지선 바로 아래
- 소아는 한 손으로 압박할 수 있음
- 영아나 소아의 가슴압박 깊이는 가슴두께의 1/3 깊이로 눌릴 수 있도록
- 1인 경우 30:2, 의료인 2인 경우 15:2의 비율로 시행
- 1-8세의 소아는 소아용 AED패드를 사용(성인 패드 사용 가능)
- 영아는 가능하면 수동형AED 사용

## 소아의 골내(IO) 주입 방법

1. 선택한 수액이 맞는지, 이물질 및 유효기간을 확인하고 골내 바늘, 주사기, 생리식염수와 같은 올바른 장비를 준비한다.
2. 올바른 수액세트를 선택하여 수액에 연결한다. 주사기와 연결 튜브를 준비한다.
3. 테이프를 자르고 BSI지침을 시행한다. 골내 주입을 위한 올바른 해부학적 위치를 찾는다.
4. 찌를 부위를 깨끗이 소독, 정강이뼈를 안정시키고, 올바른 각도로 바늘을 찌른다. "뻥 소리"가 느껴질 때까지 바늘을 찌른다.
5. 뚜껑을 열고 바늘에서 탐침을 제거한다.
6. 주사기를 IO바늘에 연결하고 주사기를 뒤로 당겨서 혈액이 빨려 들어오는지 확인한다. IO바늘의 올바른 위치를 유지하기 위해서 천천히 식염수를 주입한다. 침윤이 있나 확인하고 만약 그렇다면 주입을 중단한다. 수액세트를 연결하고, 주입 속도가 적당한지 확인한다.
7. 바늘을 안전하게 테이프로 고정하고 다 쓴 바늘은 폐기물 용기에 버린다.

## 소아 기관내삽관 튜브의 크기

| | 튜브(mm) | 삽입 깊이(cm) |
|---|---|---|
| 미숙아 | 2.5–3.0 커프 없음 | 8.0 |
| 영아 | 3.0–3.5 커프 없음 | 8.0–9.5 |
| 영아 1세 | 3.5–4.0 커프 없음 | 9.5–11.0 |
| 유아 | 4.0–5.0 커프 없음 | 11.0–12.5 |
| 학령기 전 | 5.0–5.5 커프 없음 | 12.5–14.0 |
| 학령기 | 5.5–6.5 커프 없음 | 14.0–20.0 |
| 성인 | 7.0–8.0 커프 있음 | 20.0–23.0 |

### 삽관을 통한 소아의 문제 해결

| | 문제점 | 평가 | 중재 |
|---|---|---|---|
| 제거 | 식도 삽관 | $ETCO_2$가 측정되지 않거나 색이 변할 때<br>산소포화도 <90%<br>느린 맥박<br>환기를 시행 해도 가슴벽의 올라옴이 없을 때<br>청진 시 위에서 거품소리가 들릴 때 | 삽관제거<br>백-밸브마스크 환기<br>재 기도삽관 |
| | 주기관지 삽관 | 비대칭적인 가슴벽 상승<br>비대칭적인 호흡음 | 가슴벽 상승과 호흡음이 대칭적으로 들릴 때까지 튜브를 조금씩 뺌 |
| | 사고로 삽관 제거 | 식도 삽관과 같음<br>청진상 공기의 움직임이 없을 때 | 백-밸브마스크 환기<br>재 기도삽관 |

| | | | |
|---|---|---|---|
| 막힘 | 혈액이나 분비물로 튜브가 막힘 | 가슴벽 상승의 감소<br>양측 호흡음 감소<br>산소포화도＜90%<br>백을 짜는 경우 저항증가 | 흡인<br>튜브제거<br>백-밸브마스크 환기<br>재 기도삽관 |
| 공기가슴증 | 자연적이거나 유도된 긴장성 공기가슴증 | 비대칭적인 가슴벽 상승<br>비대칭적인 호흡음<br>쇼크<br>산소포화도＜90%<br>목정맥 팽대<br>기관편위 | 바늘가슴관삽입술 |

계속

**삽관을 통한 소아의 문제 해결, 계속**

| | 문제점 | 평가 | 중재 |
|---|---|---|---|
| 장비 | 튜브주위로 공기 누출<br>소생술 중 pop-off 밸브의 활성화되어 있으나 산소튜브 연결 안 됨<br>산소탱크가 비어 있음 | | 환자에서 산소탱크까지의 장비를 확인 |

* Not easily accessed or frequently seen in young children.(번역누락)

## 유아의 치명적일 수 있는 섭취

| 약물 | 치사량 |
|---|---|
| Camphor | 오일 1 티스푼 |
| Chloroquine | 500mg 1정 |
| Clonidine | 0.3mg 1정 |
| Glyburide | 5mg 2정 |
| Imipramine | 150mg 1정 |
| Lindane | 1% 로션 2 티스푼 |
| Diphenoxylate, atropine | 2.5mg 2정 |
| Propranolol | 160mg 1-2정 |
| Theophylline | 500mg 1정 |
| Verapamil | 240mg 1-2정 |

## 아동학대

아동의 발달 연령과 손상의 연관성 없음
병력과 손상의 불일치
타당하지 않은 부모 설명
관리 부족
치료 지연

영향
연령에 맞지 않는 멍
독특한 손상 유형
의심스러운 상황
주위 환경에서 단서 제공

## 아동학대와 방치에 대한 평가

| 아동학대와 방치의 종류 | 물리적 지표 | 행동적 지표 |
|---|---|---|
| 신체적 학대 | 불명확한 멍과 구타자국, 다양하게 치료 되고 있는 상처<br>오래된 멍과 새로운 멍<br>불명확한 화상(손바닥, 발바닥, 등, 엉덩이)<br>불명확한 골절<br>불명확한 입과 입술, 잇몸, 눈의 열상과 찰과상 | 어른과의 접촉을 두려워함<br>다른 아이가 울 때 불안해 함<br>행동이 난폭하거나 저항함<br>부모를 무서워함<br>집에 가기 두려워함<br>부모에 의한 손상 보고<br>사고에도 불구하고 울지 않거나 감정 없이 행동<br>의료적 접근을 하기 전 며칠 동안 다친 것인지 |

| | | |
|---|---|---|
| 신체적 방치 | 배고픔과 안 좋은 위생, 부적절한 옷을 착용<br>특히 위험한 행동을 하거나 오랜 기간 동안 관리하지 않음<br>신체적 문제나 의료적 문제를 치료받지 못함<br>포기 | 음식을 훔침<br>학교에 오래 머묾(일찍 등교하여 늦게 하교)<br>늘 피로를 느끼고 수업시간에 늘 잠을 잠<br>알코올이나 약물 중독<br>범죄<br>보호자가 없다고 주장 |

(계속)

**아동학대와 방치에 대한 평가, 계속**

| 아동학대와 방치의 종류 | 물리적 지표 | 행동적 지표 |
|---|---|---|
| 성적 학대 | 걷거나 앉기 불편해함 | 체육복을 갈아입고 참여하기를 꺼림 |
| | 찢어지거나 혈흔이 있는 속옷 | 저항적이고, 유아적인 행동을 보임 |
| | 성기부분에 통증이나 가려움 호소 | 이상하고 복잡한 성적 행동이나 지식 |
| | 외부생식기나 질, 항문부위 멍이나 | 안 좋은 동료 간의 관계 |
| | 출혈 | 비행이나 무단결석 |
| | 청소년 때 임신, 성병 | 보호자로부터 성폭행 보고 |

| 감정적인 학대 | 음성 장애 | 습관적 행동(빨기, 물기) |
|---|---|---|
| | 신체적 발달의 문제 | 품행 장애(반사회적, 파괴적) |
| | 성장 장애 | 신경증 특성(불면증, 노는 것 거부) |
| | | 정신 신경증 반응(히스테리, 집착, 강박증, 무서워함) |
| | | 행동 장애(불평, 수동적이거나 과격함, 요구함) |
| | | 지나친 적응행동(부적합한 어른이나 유아) |
| | | 정신적, 정서적 발달 지연 |
| | | 자살시도 |

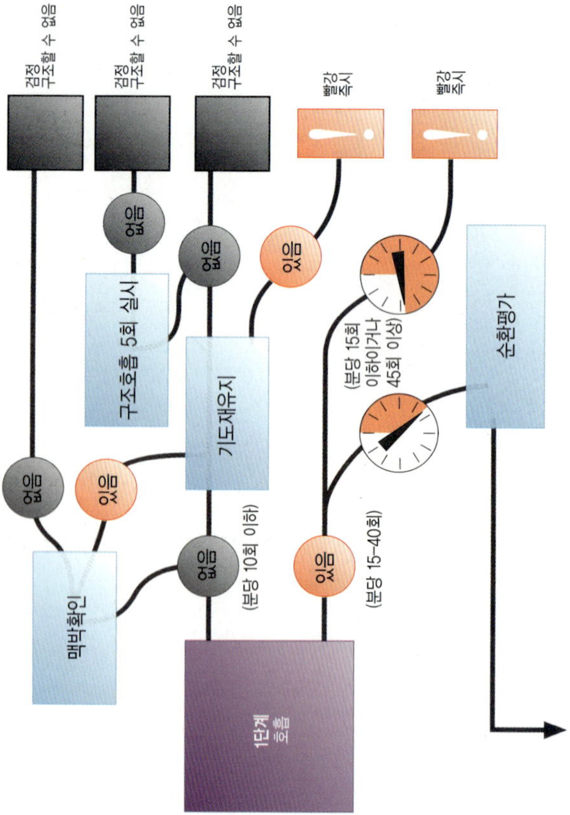
1단계 호흡
있음
(분당 15–40회)
없음
(분당 10회 이하)
기도재유지
있음
없음
맥박확인
있음
없음
구조호흡 5회 실시
없음
검정 구조할 수 없음
검정 구조할 수 없음
검정 구조할 수 없음
있음
빨강 즉시
(분당 15회 이하이거나 45회 이상)
빨강 즉시
순환평가

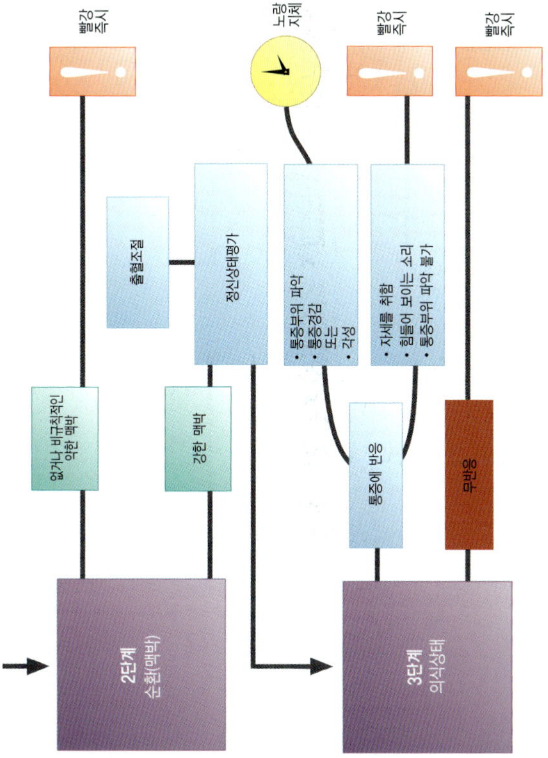


Jump START 알고리즘

SECTION 11

# 특수상황 SPECIAL OPERATIONS

CONTENTS

| 의료용 헬리콥터 사용 장점 |
|---|
| 전문 기술이나 장비가 필요하다. |
| 빠른 이송이 가능하다. |
| 먼 거리 지역에 접근할 수 있다. |
| 병원에 착륙장이 있는 경우 사용할 수 있다. |

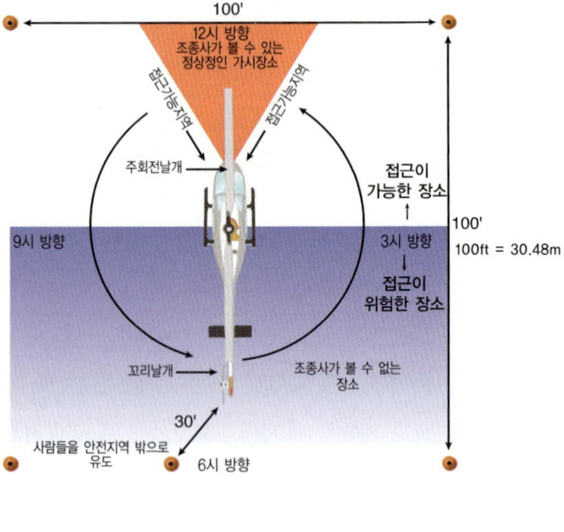


착륙 지점 설정

| 의료용 헬리콥터 사용 단점 |
|---|
| 날씨, 환경에 영향 |
| 고도제한 |
| 최고속도 제한 |
| 항공기 기내 크기 제한 |
| 지형 |
| 비용 |
| 환자 상태 |

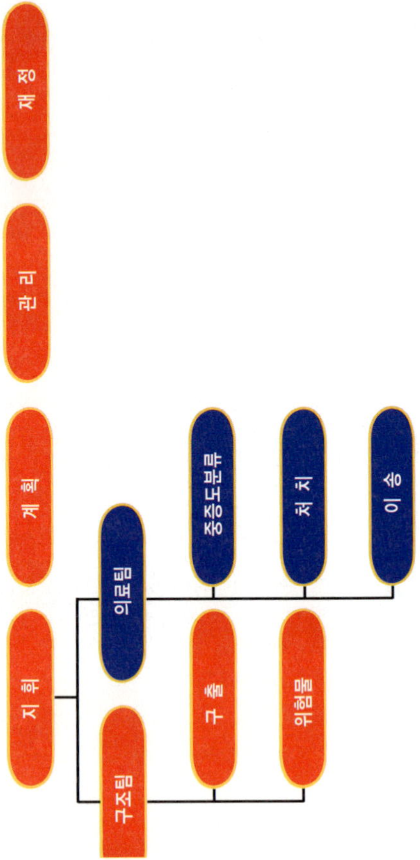


사고 명령 체계

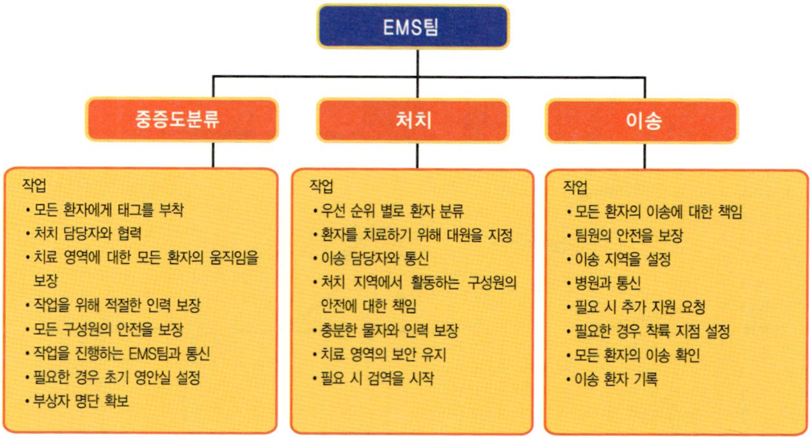
EMS팀
중증도분류
처치
이송
작업
• 모든 환자에게 태그를 부착
• 처치 담당자와 협력
• 치료 영역에 대한 모든 환자의 움직임을 보장
• 작업을 위해 적절한 인력 보장
• 모든 구성원의 안전을 보장
• 작업을 진행하는 EMS팀과 통신
• 필요한 경우 초기 영안실 설정
• 부상자 명단 확보
작업
• 우선 순위 별로 환자 분류
• 환자를 치료하기 위해 대원을 지정
• 이송 담당자와 통신
• 처치 지역에서 활동하는 구성원의 안전에 대한 책임
• 충분한 물자와 인력 보장
• 치료 영역의 보안 유지
• 필요 시 검역을 시작
작업
• 모든 환자의 이송에 대한 책임
• 팀원의 안전을 보장
• 이송 지역을 설정
• 병원과 통신
• 필요 시 추가 지원 요청
• 필요한 경우 착륙 지점 설정
• 모든 환자의 이송 확인
• 이송 환자 기록

EMS팀 구성 요소

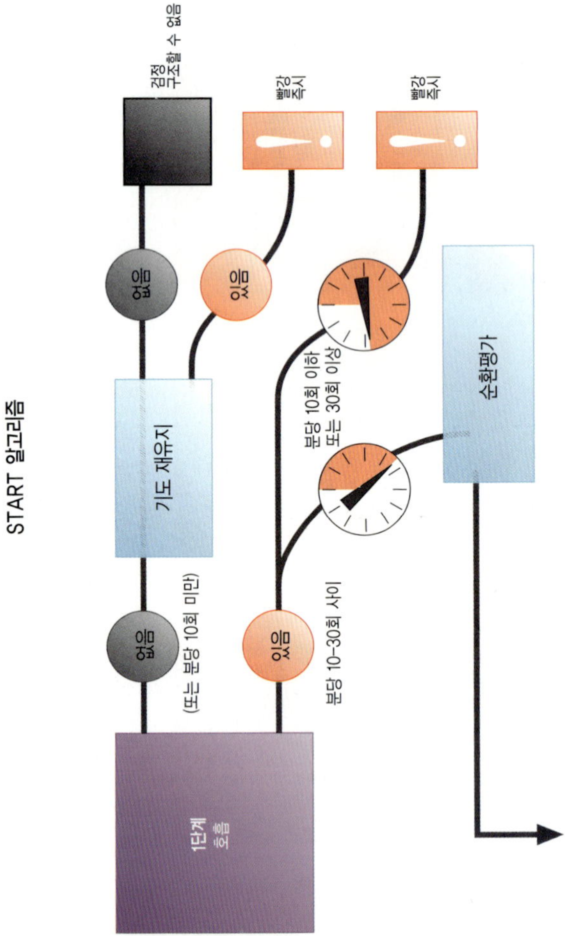
START 알고리즘
1단계
호흡
없음
(또는 분당 10회 미만)
기도 재유지
없음
검정
구조할 수 없음
있음
빨강
즉시
있음
분당 10–30회 사이
분당 10회 이하
또는 30회 이상
빨강
즉시
순환평가

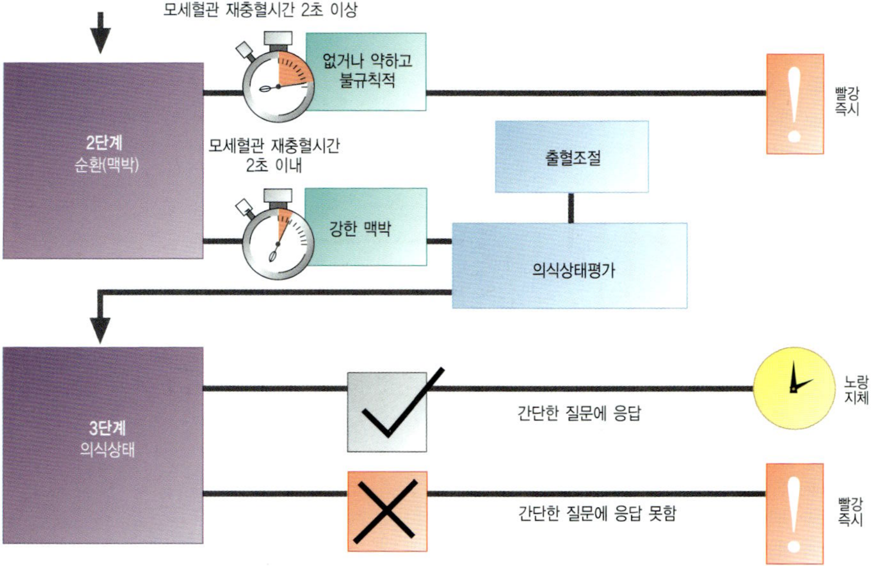


참고 : Jump START라고 부르는 이 알고리즘의 소아용 버전은 소아 섹션에 포함되어 있습니다.

## MCI 장비 및 물품

| | |
|---|---|
| 기도유지 | 개인보호 장비(글러브, 보호안경 HEPA 또는 N-95 마스크)<br>입인두기도기, 코인두기도기<br>흡인장비(수동식 포함), Yankauer 팁, 유연한 흡인 팁<br>후두튜브, 후두마스크, 콤비튜브, 기관내삽관 튜브*<br>후두경 세트*<br>교합저기기, 튜브고정기, 테이프, 주사기, 탐침*<br>호기말 이산화탄소 측정기 |
| 호흡 | 일방향 밸브의 포켓 마스트<br>백-밸브마스크(성인, 소아, 영아)<br>산소공급 장치(비재호흡 마스크, cannula, 연결 튜브)<br>산소탱크, 조절장치<br>밀봉드레싱<br>가슴 감압에 필요한 큰 IV 카테터* |
| 순환 | 드레싱, 붕대, 테이프<br>혈압계, 청진기<br>화상드레싱, 화상시트, 멸균 드레싱<br>지혈대<br>생리식염수 1L(비닐팩), 수액세트, 카테터* |

| MCI 장비 및 물품, 계속 | |
|---|---|
| 장애 | 혼합형 목보호대<br>긴 척추고정판, 넓은 테이프<br>손전등, 예비 건전지 |
| 노출 | 환자를 덮을 담요<br>가위 |
| 지휘에 필요한 물품 | 구역별 조끼(환자 부류, 처치, 이송, 지휘, 구조, 지원)<br>종이, 연필, 펜,<br>중증도 분류 세트<br>평가카드 |

참고 : *표시가 있는 항목은 ALS 장비 세트에 넣을 수 있음.

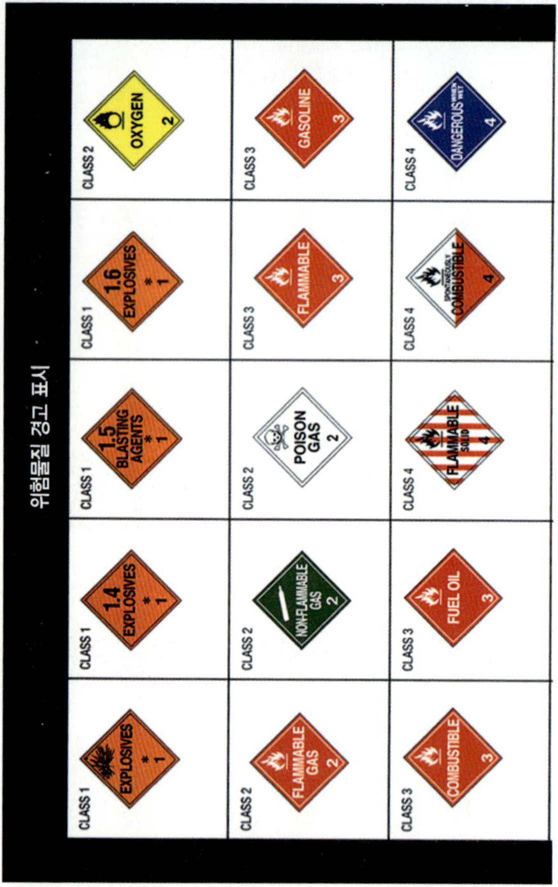
CLASS 1
EXPLOSIVES * 1
CLASS 1
1.4 EXPLOSIVES * 1
CLASS 1
1.5 BLASTING AGENTS * 1
CLASS 1
1.6 EXPLOSIVES * 1
CLASS 2
OXYGEN 2
CLASS 2
FLAMMABLE GAS 2
CLASS 2
NON-FLAMMABLE GAS 2
CLASS 2
POISON GAS 2
CLASS 3
FLAMMABLE 3
CLASS 3
GASOLINE 3
CLASS 3
COMBUSTIBLE 3
CLASS 3
FUEL OIL 3
CLASS 4
FLAMMABLE SOLID 4
CLASS 4
SPONTANEOUSLY COMBUSTIBLE 4
CLASS 4
DANGEROUS WHEN WET 4

위험물질 경고 표시

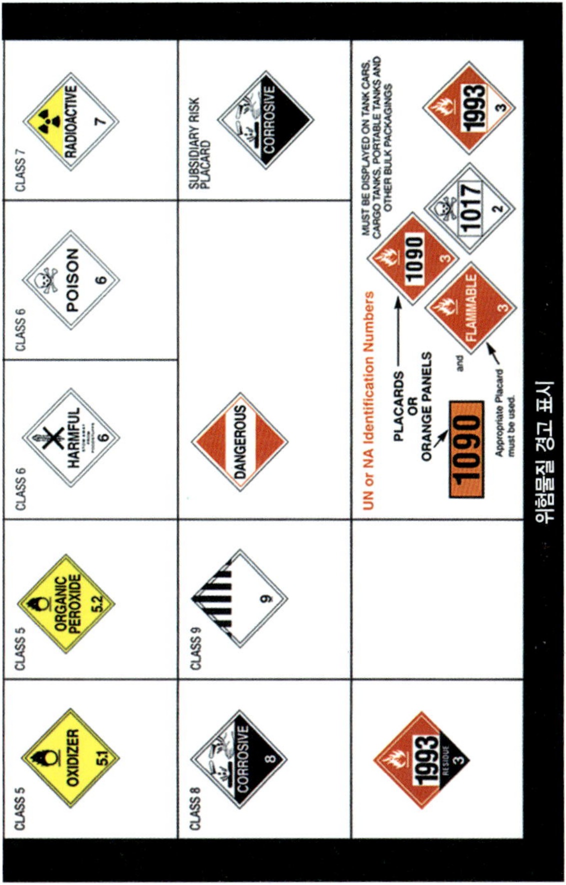
CLASS 5
OXIDIZER
5.1
CLASS 5
ORGANIC PEROXIDE
5.2
CLASS 6
HARMFUL
6
CLASS 6
POISON
6
CLASS 7
RADIOACTIVE
7
CLASS 8
CORROSIVE
8
CLASS 9
9
DANGEROUS
SUBSIDIARY RISK PLACARD
CORROSIVE
1993
RESIDUE
3
UN or NA Identification Numbers
PLACARDS OR ORANGE PANELS
1090
and
Appropriate Placard must be used.
FLAMMABLE
3
1090
3
1017
2
1993
3
MUST BE DISPLAYED ON TANK CARS, CARGO TANKS, PORTABLE TANKS AND OTHER BULK PACKAGINGS

위험물질 경고 표시

## 위험한 물질 독성 주순

| 레벨 | 건강 위험 | 보호 |
| --- | --- | --- |
| 0 | 아주 작거나 거의 없음 | 필요 없음 |
| 1 | 조금 위험 | SCBA(레벨 C옷)만 필요 |
| 2 | 조금 위험 | SCBA(레벨 C옷)만 필요 |
| 3 | 아주 위험 | 피부노출 없이 완벽한 보호(레벨 A, B옷) |
| 4 | 조금만 노출되어도 사망 | 특별한 위험물질에 맞춤(레벨 A 옷) |

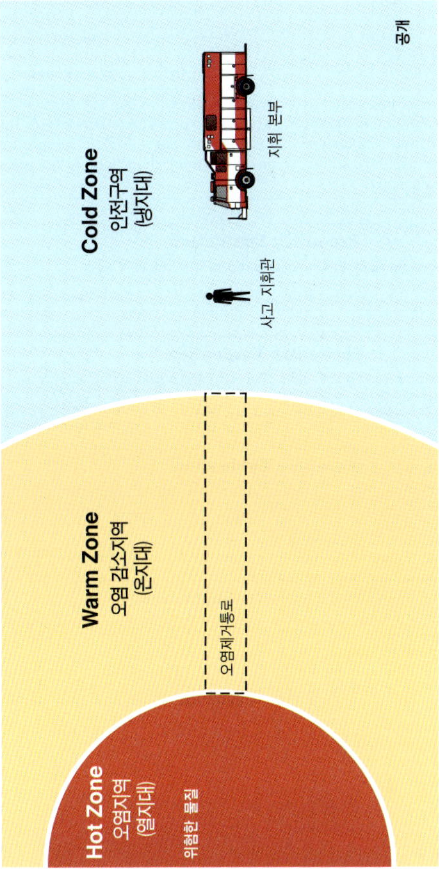


열, 온, 냉 지역(3개의 위험물 통제 구역)

## HazMat Medical Monitoring Worksheet

Date:________________________ Entry Person:______________________________

Incident #___________________ Medical Monitor:___________________________

**Important:** HazMat team members shall not be allowed to don PPE if any of the following conditions are present: systolic BP < 100 or > 160, diastolic BP > 100, pulse rate > 120, oral temperature > 99.8°F, Respirations > 24. Medical monitors must read and be familiar with the "Medical Monitoring Guidelines" before beginning medical evaluations.

### Pre-entry Evaluation

Before donning PPE, take and record baseline vital signs.

Time_____ BP__________ Pulse Rate________ Resp._______ Oral Temp.______°F

### Post-entry Evaluation

Immediately after doffing PPE, take vital signs and assess for hyperthermia.

Time_____ BP__________ Pulse Rate________ Resp._______ Oral Temp.______°F

### Re-entry Evaluation

Before redonning PPE, take vital signs and reassess for hyperthermia.
Entry person must remain in rehab for a minimum of 30 minutes between entries.

Time_____ BP__________ Pulse Rate________ Resp._______ Oral Temp.______°F

### HazMat Exposure Suspected?

Immediately contact HazMat Team Leader and see "HazMat Exposure Protocols."

의학적 관리 작업 계획표

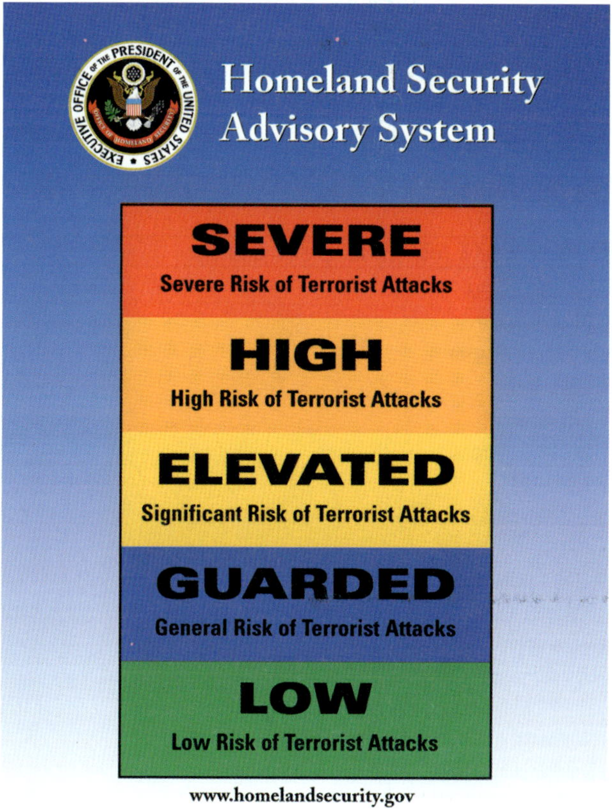
Homeland Security
Advisory System
EXECUTIVE OFFICE OF THE PRESIDENT OF THE UNITED STATES
SEVERE
Severe Risk of Terrorist Attacks
HIGH
High Risk of Terrorist Attacks
ELEVATED
Significant Risk of Terrorist Attacks
GUARDED
General Risk of Terrorist Attacks
LOW
Low Risk of Terrorist Attacks
www.homelandsecurity.gov

국토안보관리시스템

## ■ 테러 사건 종류

B– 생물학적(biological)
N– 핵(nuclear)
I –방화(incendiary)
C–화학(chemical)
E–폭발(explosives)

## ■ 신경학적 물질에 노출되었을 경우의 증상

**군용 기억 : SLUDGEM**

S– 침분비(salivation)
L– 눈물흘림(lacrimation)
U– 배뇨(urination)
D– 배변(defecation)
G– 위장곤란(GI distress)
E– 구토(emesis)
M– 동공수축(miosis)

**의학적 기억 : DUMBELS**

D – 배변(defecation)
U– 배뇨(urination)
M– 동공수축(miosis)
B– 느린맥박(bradycardia, bronchorrhea)
E– 구토(emesis)
L– 눈물흘림(lacrimation)
S– 침분비(salivation)

## 신경학적 물질

| 이름 | 코드명 | 냄새 | 특별한 양상 | 증상시작 | 휘발성 | 노출경로 |
|---|---|---|---|---|---|---|
| Tabun | GA | 과일 향 | 제조하기 쉬움 | 중간 | 낮음 | 접촉, 증기 |
| Sarin | GB | 없음 (깨끗하거나 강하거나) | 피해자의 옷에 묻었을 때 휘발 | 중간 | 높음 | 주로 증기 호흡 시 위험 ; 피부접촉 시 치명적임 |
| Soman | GD | 과일 향 | 다루기 어려움 | 중간 | 중간 | 피부접촉 : 최소의 증기 위험 |
| Vagent | VX | 없음 | 치명적인 화학 원료 : 오염되기 쉬움 | 중간 | 매우 낮음 | 피부접촉 : 증기 위험 없음 |

## 화학적 물질

| 종류 | 코드명 | 냄새 | 치사율 | 증상시작 | 휘발성 | 노출경로 |
|---|---|---|---|---|---|---|
| 신경작용물질 | Tabun(GA)<br>Sarin(GB)<br>Soman(GD)<br>VX | 과일 향이나 없음 | 해독제에 따라 효과는 다를 수 있으나 대부분의 치명적인 화학물질은 몇 분 내에 사망할 수 있음 | 즉시 | 중간(GA,GD)<br>매우 높음(GB)<br>낮음(VX) | 증기(GB)<br>증기와 접촉(GA,GD)<br>접촉(VX) |
| 괴사성약물(발포제) | Mustard(H)<br>Leusite(L)<br>Phosgene oxime(CX) | 제라늄 | 큰 수포가 생기는 것은 심각한 손상의 원인<br>상부기도에 증기를 흡입한 경우 심한 통증과 잿빛 피부색으로 변함 | 지연(H)<br>즉시(L,CX) | 매우 낮음(H,L)<br>중간(CX) | 접촉<br>증기로도 가능 |

| | | | | | | |
|---|---|---|---|---|---|---|
| 폐작용제 | Chlorine (CL)<br>Phosgene (CG) | 표백제<br>잔디 자른 냄새 | 짜증과 기도 폐쇄를 야기(CL), 심각한 폐부종(CG) | 즉시(CL)<br>지연(CG) | 매우 높음 | 증기 |
| 시안화물 | Hydrogen cyanide (AC)<br>Cyanogens chloride (CK) | 아몬드<br>자극적 | 매우 치명적인 화학가스로 몇 분 내에 사망할 수 있으며 해독제에 따라 효과는 다양함 | 즉시 | 매우 높음 | 증기 |

| 생물학적 물질 | | | | |
|---|---|---|---|---|
| 질병 | 사람 간의 전파 | 잠복기 | 기간 | 치사율 |
| 탄저병 | 없음 | 1-6일 | 3-5일 | 높음 |
| 페스트 | 높음 | 2-3일 | 1-6일 | 12-24시간 내 치료되지 않으면 사망 |
| 천연두 | 높음 | 7-17일<br>(평균 12일) | 4주 | 중간-높음 |
| 바이러스성 출혈열 | 중간 | 4-21일 | 7-16일 사이 사망 | 중간-높음 : 열의 종류에 따라 |
| 보툴리눔 | 없음 | 1-5일 | 24-72시간 이내 사망, 만약 사망하지 않는다면 몇 달 지속 | 호흡기능상실을 동반한 경우 높음 |
| 리신 | 없음 | 18-24일 | 10-12일 내 사망 | 높음 |

SECTION 12

# 통신 및 문서기록

COMMUNICATIONS AND DOCUMENTATION

CONTENTS

## ■ 통신

### 보고 형식

일반적인 보고서에 포함해야 하는 것:

- 보고하는 사람 확인
- 환자의 연령과 성별
- 환자의 주 호소
- 현재의 질병이나 손상에 대한 기록(예 MOI/NOI, OPQRST)
- 주요한 의학적 상태를 포함하여 현 상황에 대해 알고 싶은 것(예 SAMPLE , 병력)
- 환자의 의식상태 및 고통정도
- 활력징후
- 머리부터 발끝까지 신체적 손상 증거
- 심전도
- 처치한 내용
- 상담, 처방전, 처방지시
- 도착 예정 시간

## 문서 기록

- 보기 쉽게 기록
- 약물 투여 후 환자의 반응에 대해 기록
- 오류를 수정할 때는 오류로 기록한 것 위에 한 줄을 그어서 정확하게 볼 수 있게 한다. "잘못 기록"이라고 쓰고 날짜와 시간을 적는다. 여러 번 선을 긋지 말고 오류가 정확하게 보이게 한다.
- 수정액을 사용하지 말 것
- 중요한 내용이 기록 후에 빠졌다면 내용을 "추가기록"이라고 적고 기록한다.
- 환자에게 제공한 내용을 기록하고 환자의 반응도 기록한다.
- 표준 약어만을 사용한다.
- 광범위한 표현을 자제하고 정확하게 측정하여 기록한다.
- 다른 사람이 말하고, 보고, 전해 들은 것을 기록하지 않는다.

## 일반적인 오류

### 불충분한 기록

- 시행하지 않은 치료에 대한 의학적 근거
- 결과에 중요한 영향을 미치는 전화 내용
- 퇴원과 통원치료에 대한 충고
- 설명에 대한 동의
- 응급의료제공자 검증
- 치료를 시작한 시간

### 기록 구조상

- 정확하지 않은 사실 진술
- 지연되거나 날짜가 지난 기록
- 읽기 어려운 기록
- 수정이나 추가기록을 잘못한 방법

### 내용과 관계된 문제

- 부적절한 기록(법적 조치에 대한 언급)
- 사고보고에 대한 언급
- 일치되지 않는 기록

## 주관적/객관적 용어

"-처럼 보이는" 같은 주관적 용어를 사용하는 것을 피하고 객관적 용어 사용

- 보기 : 출혈, 창백, 변형, 자세, 배액 유형, 색
- 듣기 : 환자의 불평, 마찰음, 신음, 장음, 소리의 부재
- 냄새 : 호흡에서 아세톤 냄새, 구토에서 배변 냄새
- 느낌 : 골절된 부분의 움직임, 단단함, 차가운, 뜨거운, 건조, 촉촉한 피부

## 용어

### A

abdomen 배
abrasion 찰과상
abruptio placentae 태반조기박리
abscess 고름집
allergy 알레르기
amniotic 양막
amputation 절단
anaphylactic 아나필락시스
anemia 빈혈
aneurysm 자루
angina 협심증
anoxia 무산소증
antibiotic 항생제
antidepressant 항우울제
aortic 대동맥
apnea 무호흡
appendicitis 충수염
arrhythmia 부정맥
arteriosclerosis 동맥경화
arthritis 관절염
asphyxia 질식
aspirate 흡인물
assess 사정
atrial 심방
auscultation 청진
avulsion 박리
axillary 겨드랑

### B

bacterial 세균
benign 양성
bilateral 양측
bile 담즙
biopsy 생검
bowel 창자
brachial 위팔
bronchial 기관지
bronchitis 기관지염
bronchospasm 기관지연축
bursitis 윤활낭염

### C

cannula 삽입관
capillary 모세혈관
cardiogenic 심장
carotid 목동맥
carpal 손목
cartilage 연골
cataracts 백내장
catheter 카테터
cephalic 머리
cerebral 대뇌
cervix 목
chemotherapy 화학요법
cholesterol 콜레스테롤
chronic 만성
cirrhosis 경화증
coccyx 꼬리뼈
collapse 허탈
colon 잘록창자
colostomy 잘록창자창냄술
concussion 진탕
congenital 선천
conjunctivitis 결막염
conscious 의식
contagious 접촉전염
contusion 타박상
convulsion 경련
coronary 관상
croup 크루프
cyanotic 청색증

### D

decerebrate 대뇌제거
decorticate 겉질제거

용어, 계속

defibrillate 세동제거 (잔떨림제거)
defibrillator 세동제거기
dehydrated 탈수
delirium 섬망
diabetes 당뇨병
diaphoretic 땀남
diaphragm 가로막
diarrhea 설사
diastolic 확장기
dislocation 어긋남

E
ecchymosis 반상출혈
eclampsia 자간
ectopic 전위
edema 부종
embolism 색전증
emphysema 공기증
epidermis 표피
epiglottis 후두덮개
epiglottitis 후두덮개염
epilepsy 간질
epistaxis 코피
esophagus 식도
evisceration 내장적출

F
fallopian 자궁
febrile 열성
feces 대변
femoral 넙다리
femur 넙다리뼈
fetus 태아
fibrillation 세동(잔떨림)
fibula 종아리뼈
flail 동요

G
gallbladder 쓸개
gangrene 괴저
genital 생식기
geriatric 노인의학
glaucoma 녹내장
gonorrhea 임질
grand mal seizure 대발작

H
hallucination 환각
hematoma 혈종
hemiplegia 반신마비
hemophilia 혈우병
hemoptysis 객혈
hemorrhage 출혈
hemorrhoid 치핵
hepatitis 간염
hernia 탈장
herpes 포진
hiatal 틈새
Hodgkin's disease 호지킨병
humerus 위팔뼈
hypertension 고혈압
hypertrophy 비대
hyperventilate 과환기
hypochondriac 건강염려증
hypoglycemia 저혈당
hypotension 저혈압
hypothermia 저체온증
hypovolemia 혈량저하
hypoxia 저산소증
hysterectomy 자궁절제
hysteria 히스테리

I
inadequate 부적절
incision 절개
incontinentia 찔끔증
infectious 감염

## 용어, 계속

infarction 경색증
inflammation 염증
ingestion 섭취
inhalation 흡입
intestine 창자
intramuscular 근육내
intravenous 정맥내
irritable 자극과민성
ischemia 허탈

## J

jaundice 황달
jugular 목

## K

ketoacidosis 케토산증
kidney 콩팥

## L

laceration 찢김
laryngectomy 후두절제술
larynx 후두
lethargic 기면
leukemia 백혈병
ligament 인대
lividity 흑청색화
lumbar 허리
lymphoma 림프종

## M

malaise 권태
malignant 악성
mandible 아래턱뼈
marijuana 대마초
mastectomy 유방절제술
measles 홍역
mediastinal 세로칸
meningitis 수막염
menopause 폐경
menstrual 월경
miscarriage 유산
mitral 승모판
myocardial 심장근육

## N

narcotic 마약
nasopharyngeal 코인두
nausea 욕지기
neonatal 신생아
nocturnal 야간

## O

obstruction 막힘
occlusion 막힘
oropharyngeal 입인두
oropharynx 입인두
orthopedic 정형외과학
orthopnea 앉아숨쉬기
ovaries 난소
ovulation 배란

## P

palpation 촉진
pancreas 이자
paralysis 마비
paraplegia 하반신마비
parietal 마루
paroxysmal 발작
patella 무릎뼈
pediatric 소아
pelvic 골반
penetrate perfusion 관류
perineum 샅
peripheral 말초
peritoneum 복막
peritonitis 복막염
persistent 지속
petit mal seizure

**용어, 계속**

소발작
pharynx 인두
phlebitis 정맥염
pituitary 뇌하수체
placenta previa 전치태반
pleural 가슴막
pleuris 가슴막염
pneumonia 폐렴
pneumothorax 공기가슴증
postictal 발작 후
postpartum 분만 후
preeclampsia 자간전증
pregnant 임신한
prognosis 예후
prolapsed 탈출
proximal 몸쪽
psychiatric illness 정신질병
pulmonary 폐
puncture 천자

Q

quadriplegic 사지마비

R

radial 노(요골)
radiate 방사
rales 수포음
rectum 곧창자
regurgitate 역류
relief 이완
renal 콩팥
resistance 저항
respiration 호흡
rhythm 리듬
rigor mortis 사후경축

S

scapula 어깨뼈
seizure 발작
septum 사이막
sinus 굴
sphygmomanometer 혈압계
sputum 가래
stenosis 협착
sternum 복장뼈
stethoscope 청진기
stomach 위
stridor 그렁거림(협착음)
subclavian 빗장밑
subcutaneous 피부밑
sublingual 혀밑
substernal 복장밑
suicidal 자살
superficial 얕은
symptom 증상
syncope 실신
syndrome 증후군
syphilis 매독
systolic 수축기

T

temperature 온도
tendon 힘줄
thoracic 가슴
thrombosis 혈전증
thyroid 갑상샘
tibia 정강뼈
tongue 혀
tourniquet 압박띠
toxemia 독소혈증
tracheostomy 기관절개술
tranquilizers 진정제
traumatic 외상
Trendelenburg position 트렌델렌버그자세

## 용어, 계속

tuberculosis 결핵
typhoid 장티푸스

**U**

ulcer 궤양
ulna 자뼈
umbilical 탯줄
unconscious 무의식
urinary 소변
urine 소변
uterus 자궁

**V**

vaginal 질
vascular 혈관
vasodilator 혈관확장유발
venous 정맥
ventilation 환기
vomitus 구토

**W**

wheeze 쌕쌕거림(천명)

## 일반적인 의학 약어

| | |
|---|---|
| **Abd** | abdomen(배) |
| **ACS** | acute coronary syndrome (급성관상동맥 증후군) |
| **A&O** | alert and oriented(명료한) |
| **ASA** | aspirin(아스피린) |
| **ASHD** | arteriosclerotic heart disease(동맥경화성 심장질환) |
| **bid** | twice a day(하루 두 번) |
| **BM** | bowel movement(대변) |
| **BSA** | body surface area(체표면적) |
| **c̄** | with ~에 대하여 |
| **CA** | cancer(암) |
| **CABG** | coronary artery bypass graft(관상동맥 우회술) |
| **CAD** | coronary artery disease(관상동맥 질환) |
| **CAP** | capsule(피막) |
| **CBC** | complete blood count(일반 혈액 검사) |
| **CC** | chief complaint(주호소) |
| **CHF** | congestive heart failure(울혈성심장기능상실) |
| **CID** | cervical immobilization device(목 고정 장치) |
| **cm** | centimeter |
| **CNS** | central nervous system(중추신경계) |
| **CO** | carbon monoxide(일산화탄소) |
| **$CO_2$** | carbon dioxide(이산화탄소) |
| **COPD** | chronic obstructive pulmonary disease(만성폐쇄성 폐질환) |

## 일반적인 의학 약어, 계속

| | |
|---|---|
| CSF | cerebrospinal fluid(뇌척수액) |
| CVA | cerebrovascular accident(stroke)(뇌졸중) |
| d/c | discontinue(중지) |
| DKA | diabetic ketoacidosis(당뇨병 케톤산증) |
| DNR | do not resuscitate(서약서) |
| DOB | date of birth(출생일) |
| Dx | diagnosis(진단) |
| ET | endotracheal(기관내의) |
| ETA | estimated time of arrival(도착예정 시간) |
| ETOH | alcohol(알코올) |
| GCS | Glasgow Coma Scale(글라스고우 혼수 계수) |
| GI | gastrointestinal(위장관) |
| GSW | gun shot wound(총상) |
| gt | drop(방울) |
| gtt | drops(방울) |
| GU | genitourinary(비뇨생식) |
| HIV | human immunodeficiency virus (AIDS)(사람면역결핍바이러스) |
| HR | heart rate hr hour(심박수) |
| HTN | hypertension (high blood pressure)(고혈압) |
| Hx | history(병력) |
| IM | intramuscular(근육내) |
| inj | injection injury(주입손상) |
| IO | intraosseous(뼈속) |
| IV | intravenous(정맥) |
| JVD | jugular vein distention(목정맥 팽대) |
| K | potassium(칼륨) |
| kg | kilogram(킬로그램) |
| Ⓛ | left(왼쪽) |
| L | liter(리터) |
| LBB | long backboard(긴척추고정판) |
| LLQ | left lower quadrant (좌하복부) |
| LMP | last menstrual period (최종 월경) |
| LOC | level of consciousness or loss of consciousness(의식수준) |
| lpm | liters per minute |
| LUQ | left upper quadrant(좌상복부) |
| M | meter(미터) |
| m | minimum(최소) |
| MCI | multiple casualty incident(대량사고) |
| mg | milligram(밀리그램) |
| mcg | microgram(마이크로그램) |
| MI | myocardial infarction(심근경색증) |
| min | minute or minimum(최소) |

## 일반적인 의학 약어, 계속

| | |
|---|---|
| ml | milliliter(밀리리터) |
| mm | millimeter(밀리메터) |
| MOI | mechanism of injury (손상기전) |
| Na | sodium(나트륨) |
| NC | nasal cannula(코관) |
| neg | negative(음성) |
| NOI | nature of illness (자연적 질환) |
| NTG | nitroglycerin(니트로글리세린) |
| N&V | nausea and vomiting(욕지기 & 구토) |
| $O_2$ | oxygen(산소) |
| OB | obstetrics(산과학) |
| OBS | organic brain syndrome (기질적 뇌증후군) |
| OD | overdose or right eye |
| OS | left eye(왼쪽 눈) |
| OTC | over-the-counter(장외) |
| OU | both eyes(양쪽 눈) |
| $\bar{P}$ | after(뒤에) |
| PAT | paroxysmal atrial tachycardia(발작성 심방빈맥) |
| PCN | penicillin(페니실린) |
| PE | pulmonary embolism (폐색전증) |
| PID | pelvic inflammatory disease(골반염) |
| PO | by mouth(입의로) |
| prn | as needed(필요시) |
| Pt | patient(환자) |
| PVC | premature ventricular contraction(조기심실 수축) |
| Px | physical examination (건강진단) |
| q | every(매일) |
| qAM | every morning(매일 아침) |
| qd | every day(매일 매일)) |
| qh | every hour(매 시간) |
| q2h | every 2 hours(매 2시간) |
| q3h | every 3 hours(매 3시간) |
| q4h | every 4 hours(매 4시간) |
| q6h | every 6 hours(매 6시간) |
| q12h | every 12 hours(매 12시간) |
| qid | 4 times daily(하루에 4번) |
| qod | every other day(매일 또 내일) |
| qPM | every night(매일 밤) |
| Ⓡ | right(오른쪽) |
| RBC | red blood count or cell(적혈구수) |
| RLQ | right lower quadrant(오른아래사분위)) |
| R/O | rule out(제거) |
| RUQ | right upper quadrant(오른위사분위) |
| Rx | medication or |

**일반적인 의학 약어, 계속**

| | |
|---|---|
| | prescription(처방전) |
| SC | subcutaneous(피부밑) |
| $\bar{s}$ | without |
| SL | sublingual(혀 밑의) |
| SOB | short of breath(헐떡거림)) |
| SQ | subcutaneous(피부밑) |
| TAB | tablet(알약) |
| temp | temperature(온도) |
| TIA | transient ischemic attack(일과성 허혈 발작) |
| tid | three times daily(하루3번) |
| top | topical(국부적인) |
| Tx | treatment(치료) |
| UTI | urinary tract infection(요로 감염) |
| VF | ventricular fibrillation (심실세동) |
| VS | vital signs(활력징후) |
| VT | ventricular tachycardia(심실빈맥) |
| WBC | white blood count or cell(백혈구수) |
| w/ | with(~에 대하여) |
| w/o | without(~이 없이) |
| wk | week(주) |
| wt | weight(체중) |
| yr | year(년) |

| 일반적인 기호 | |
|---|---|
| 1° | Primary, 1st degree |
| 2° | Secondary, 2nd degree |
| 3° | Tertiary, 3rd degree |
| Δ | Change |
| Ø | No, none |
| Ψ | Psychiatric |
| < | Less than |
| > | Greater than |
| ≈ | Approximately |
| # | Pound, number |
| ″ | Minute, inch |
| ↑ | Increase |
| ↓ | Decrease |
| = | Equal to, the same |
| ≠ | Unequal or not equal |
| ≥ | Greater than or equal to |
| ≤ | Less than or equal to |
| ♂ | Male |
| ♀ | Female |
| ° | Hour, degree |
| @ | At |
| α | Alpha |
| β | Beta |
| ℞ | Prescription, to treat, medications |

## 접두사

| Prefix | Meaning | Prefix | Meaning |
|---|---|---|---|
| a–, an– | absent | dent– | teeth |
| ab– | away from | derma– | skin |
| ad– | to or toward | dis– | away, separate |
| aer– | air | dys– | bad, difficult |
| angio– | blood vessel | e– | without |
| ante– | before | encephala– | brain |
| arteri– | artery | endo– | within, inside |
| aud– | ear | epi– | over, on |
| bi– | two | erythro– | red |
| brady– | slow | ex–, extra– | outside of |
| cardi– | heart | gastr– | stomach |
| cerebro– | brain | glycol– | sugar |
| chole– | gallbladder | hem– | blood |
| chondr– | cartilage | hemato– | blood |
| cirrho– | yellow | hemi– | one half |
| co–, con– | with, together | hepat– | liver |
| colo– | colon | hyper– | above, beyond |
| contra– | opposing | hypo– | beneath, |
| cran– | head | below | |
| crani– | skull | ileo– | ileum |
| cyano– | blue | ili– | ilium |
| cysto– | liquid–filled | inter– | between |
| urinary | bladder | intra–, | intro– within |
| dactyl– | fingers/toes | leuko– | white |
| de– | down, from | lingu– | tongue |

## 접두사, 계속

| Prefix | Meaning |
|---|---|
| lip– | fat |
| litho– | stone |
| macro– | large |
| mal– | bad |
| mega– | large |
| melano– | black |
| mesi–, meso– | middle |
| meta– | change |
| micro– | small |
| mono– | one |
| multi– | many |
| my– | muscle |
| myel– | bone marrow |
| myelo– | spinal cord |
| neo– | new, recent |
| nephr– | kidney |
| neuro– | nervous system |
| ophthalm– | eye |
| osteo– | bone |
| ot–, oto– | ear |
| par– | near |
| para– | beside, near |
| per– | through |
| peri– | around |
| phag– | eatphleg– vein |

| Prefix | Meaning |
|---|---|
| phleg– | vein |
| pneum– | lung |
| polio– | gray |
| poly– | many |
| post– | after |
| pre–, pro– | before |
| proct– | rectal |
| psycho– | the mind |
| re– | back |
| ren– | kidney |
| retro– | back |
| rhin–, rhino– | nose |
| semi– | half |
| splen– | spleen |
| spondyl– | spinal cord |
| sub– | below |
| super– | above |
| supra– | above |
| tachy– | fast |
| tetra– | four |
| tri– | three |
| uni– | one |
| vascular– | blood vessel |
| venous– | vein |

## 접미사

| Suffix | Meaning | Suffix | Meaning |
|---|---|---|---|
| −ac, −al | pertaining to | −osis | abnormal |
| −algia | pain | −ostomy | opening |
| −ate | use, subject | −ous | pertaining to |
| −cele | protrusion | −oxia | oxygen |
| −centesis | puncture to remove fluid | −pathy | disease |
| −cle, −cule | small | −penia | deficiency of |
| −cyte | cell | −pexis, −pexy | fixation |
| −dynia | pain | −phagia, −phagy | eating |
| −ectomy | removal | −phobia | fear |
| −emesis | vomit | −plasty | surgical shaping |
| −emia | blood | −pnea | breathing |
| −ent, −er, −ist | person | −ptosis | prolapse, down |
| −esis | condition | −rrhage, | excessive |
| −genic | origin | −rrhagia | flow |
| −gram, graphy | written record | −rrhaphy | suturing in place |
| −graph | instrument that records | −rrhea | flow |
| −ia, −ism, −ity | condition | −rrhexis | rupture |
| −iasis | presence of | −scope | exam instrument |
| −ible, −ile | capable | −scopy | examination |
| −itis | inflammation | −sis | abnormal |
| −ize | use, subject | −stomy | surgical opening |
| −logy | study of | | |
| −megaly | enlargement | | |
| −ola, −ole | small | | |
| −oma | tumor | | |

## 접미사, 계속

| Suffix Meaning | Suffix Meaning |
|---|---|
| -tic relating to | -tomy incision |
| -tion condition | -ule, -ulum, -ulus small |
| -tome instrument | -urie urine |
| Suffixes, continued | |

## 참고문헌

Alfaro-LeFevre, R. (2004) Critical thinking and clinical judgment. St Louis: Saunders.

American Academy of Orthopaedic Surgeons (2003).ACLS for EMT-Basics. Sudbury, MA: Jones and Bartlett.

American Academy of Orthopaedic Surgeons (2004) Airway Management: Paramedic. Sudbury, MA: Jones & Bartlett.

American Academy of Orthopaedic Surgeons (2004) Anatomy and Physiology: Paramedic. Sudbury, MA: Jones and Bartlett.

American Academy of Orthopaedic Surgeons (2008).Bloodborne Pathogens, 5th Edition. Sudbury, MA: Jones and Bartlett.

American Academy of Orthopaedic Surgeons (2005). Emergency Care and Transportation of the Sick and Injured, 9th ed. Sudbury, MA: Jones and Bartlett.

American Academy of Orthopaedic Surgeons (2008). First Aid and CPR, 5th Edition. Sudbury, MA: Jones and Bartlett.

Benner, P.,Tanner, C. & Chesla, C. (1996) Expertise in Nursing Practice.NY, Springer Publishing Company.

Chase,S.K.(1997) Charting Critical Thinking:Nursing Judgments and Patient Outcomes.Dimensions in Critical Care Nursing,16(2),pp 102-111

Crowley, L. (2004) An introduction to human disease, 6th ed. Sudbury, MA: Jones & Bartlett.

Edlin, G.& Golanty, E. (2004).Health and Wellness, 8th ed. Sudbury, MA: Jones and Bartlett.

Galanti, G. Cultural profiles. Retrieved September 6, 2004, from http://www.ggalanti.com/

Garcia,T.B., & Holtz, N.E. (2001). 12-Lead ECG:The Art of Interpretation. Sudbury, MA: Jones and Bartlett.

Hansten, R.I., & Jackson M. (2004). Clinical Delegation Skills:A Handbook for Professional Practice. Sudbury, MA: Jones and Bartlett.

Insel, P.,Turner, R.E.,& Ross, D. (2004).Nutrition, 2nd ed. Sudbury, MA: Jones and Bartlett.

Jackson, M., Ignatavicius, D, and Case, B. (eds) (2004) Conversations in Critical Thinking and Clinical Judgment. Pensacola, FL: Pohl Publishing.

Thornton, K.Auscultation of the Heart. Retrieved September 6, 2004, from http://jcomjournal.com/pdf/hp_sep02_heart.pdf

## 저·자·소·개

**대표역자**
**김진우, 홍성엽, 양희범**

**김진우** 대전보건대학교 응급구조과
**홍성엽** 대전성모병원 응급의학과
**양희범** 적십자 상주병원 응급의학과
**김경용** 경기소방학교
**박상현** 동아인재대학교 응급구조과
**김경완** 청암대학교 응급구조과
**김미숙** 춘해보건대학교 응급구조과
**박재성** 동주대학교 응급구조과
**강광순** 광양보건대학교 응급구조과
**조병준** 강원대학교 응급구조학과
**민경훈** 우송대학교 응급구조학과
**김진수** 우송대학교 응급구조학과
**방성환** 충청소방학교
**김광석** 충북보건과학대학교 응급구조과
**홍은정** 대구대학교
**박세훈** 순천향대학교천안병원 응급의학과
**최재웅** 국군의무학교
**박광희** 구미대학교 의무부사관과
**윤병길** 충북보건과학대학교 응급구조과
**고재문** 제주한라대학교 응급구조과
**박영수** 동의과학대학교 응급구조과
**장문순** 선린대학교 응급구조과
**신동민** 한국교통대학교 전문응급구조학과

# 전문응급구조사 현장 지침서

초판 인쇄 2013년 2월 25일
초판 발행 2013년 2월 28일

지은이 Bob Elling, MPA, NREMT-P | Marilynn Jackson, PhD, RN | Lee Jackson, PhD, RN
역 자 김진우 외 22인
발행인 임은정
발행처 니드엠케이

주소 서울시 마포구 잔다리로 101
등록 2012.12.9 제2012-000391호
전화 02-322-6170
팩스 02-332-6185

ISBN 978-89-98609-05-4

정가 25,000원

전문응급구조사
현 장 지 침 서

전문응급구조사
현 장 지 침 서